Vaincre
le psoriasis

Marie-Rose Paquette
3966 ch. de comté #3
St.Isidore, On. K0C 2B0

22/05/2009

© MCMXCVI Hilary Bower pour le texte
© MCMXCVI Element Books Limited, pour l'édition originale
© 2009 Les Publications Modus Vivendi Inc., pour l'édition française
Paru sous le titre original de : *The Natural Way: Psoriasis*

LES PUBLICATIONS MODUS VIVENDI INC.
55, rue Jean-Talon Ouest, 2ᵉ étage
Montréal (Québec) Canada H2R 2W8

Directeur général : Marc Alain
Design de la couverture : Émilie Houle
Infographie : Modus Vivendi

ISBN 978-2-89523-580-4

Dépôt légal - Bibliothèque et Archives nationales du Québec, 2009
Dépôt légal - Bibliothèque et archives Canada, 2009

Nous reconnaissons l'aide financière du gouvernement du Canada
par l'entremise du Programme d'aide au développement
de l'industrie de l'édition (PADIÉ) pour nos activités d'édition.

Gouvernement du Québec — Programme de crédit d'impôt
pour l'édition de livres — Gestion SODEC

Imprimé au Canada.

www.modusaventure.com

Mot de l'éditeur

Les livres de cette collection sont publiés à titre informatif et ne se veulent aucunement des substituts aux conseils des professionnels de la médecine. Nous recommandons aux lecteurs de consulter un praticien chevronné en vue d'établir un diagnostic avant de suivre l'un ou l'autre des traitements proposés dans cet ouvrage.

Vaincre
le psoriasis

Hilary Bower

Consultants médicaux de la collection
Dr Peter Albright, m.d. et Dr David Peters, m.d.

Approuvé par
l'AMERICAN HOLISTIC MEDICAL ASSOCIATION
et la BRITISH HOLISTIC MEDICAL ASSOCIATION

MODUS VIVENDI

Remerciements

Beaucoup de personnes m'ont aidée à écrire ce livre: ils m'ont parlé librement de leurs expériences et de leur connaissance.

Je voudrais tous les remercier, ainsi que le personnel et les membres de la *Psoriasis Association* en Grande-Bretagne et en Irlande; Judith Gay de la *3J's Homeopathy Clinic*, Londres; Linda Lazarides de la *Society for the promotion of Nutritional Therapy*; Dr Palle Rosted; et les membres et thérapeutes de la *Hale Clinic*, Londres et de la *Cherryfields Clinic*, Limerick (Irlande).

Table des matières

Illustrations

Introduction

Le psoriasis est une affection de la peau qui a confondu un grand nombre de médecins au fil des ans. Elle peut se déclarer à n'importe quel moment de la vie et prendre diverses formes, allant de petites rougeurs sur les bras ou les jambes à une couche de croûtes recouvrant la peau partout sur le corps. Naturellement, cette affection ne provoque pas seulement un inconfort physique, mais aussi beaucoup de gêne, de honte, voire de la dépression chez ceux qui en sont atteints. Notre peau est une « propriété publique », et une peau qui présente de graves imperfections peut très sérieusement entraver nos activités sociales, nos sorties et nos relations personnelles. De plus, le psoriasis est une maladie chronique, qui apparaît et disparaît sans raison apparente, et les personnes atteintes sont souvent laissées pour compte, se sentent incapables de contrôler leur vie et ont une piètre estime d'elles-mêmes.

Il existe plusieurs théories sur les causes possibles du psoriasis – entre autres les causes génétiques complexes, le stress et les régimes alimentaires –, mais personne n'a encore vraiment identifié ce qui déclenche la maladie, ce qui la rend notoirement difficile à traiter. La médecine moderne réussit parfois à en atténuer les symptômes, mais elle n'offre aucune cure efficace à long terme. Les thérapies conventionnelles peuvent signifier des années de potions désagréables et de pommades nauséabondes, ou pire, de médications puissantes qui provoquent des effets secondaires dangereux pour la santé. Certains patients atteints disent qu'il est difficile de dire ce qui, de la maladie ou du traitement, est le plus pénible.

Mais l'histoire ne doit pas se terminer ainsi. Les médecines naturelles offrent toute une gamme d'options sûres qui ont donné de bons résultats, et dans certains cas, un taux bien plus élevé de réussite. Les thérapeutes naturels utilisent une approche holistique qui analyse chaque cas individuellement et qui tient compte de toute l'histoire du patient, et non seulement des symptômes apparents. Il ressort de cette approche que beaucoup de gens ont trouvé dans la médecine naturelle un soulagement réel, après des années de traitements conventionnels inefficaces.

Mais la médecine naturelle exige que vous preniez une part active dans le traitement de la maladie. Il est peu probable que la thérapie se limite à avaler une pilule ou à appliquer une pommade. On pourrait vous demander, avec l'appui de votre thérapeute, de changer vos habitudes quotidiennes, votre alimentation et même votre façon de penser. Pour cela, vous devez être convaincu que celui qui vous demande de tels changements est une personne de confiance et que votre bien-être lui tient à cœur.

Trouver le bon thérapeute et la bonne thérapie peut s'avérer une entreprise déconcertante. Il peut être difficile de savoir où les trouver, qui est fiable et quels traitements seront les plus appropriés à votre cas. Ce livre vous guidera vers les sources d'aide disponibles; il vous informera sur leur fonctionnement, leur efficacité, vous dira qui offre ce genre de soins et ce qui se passe lors des consultations et des traitements. Et parce que vous êtes le joueur le plus important quand il est question de votre propre santé, il vous fera également quelques suggestions d'autotraitement pratique.

Quel que soit le genre de thérapie que vous décidiez d'essayer, souvenez-vous de ceci: premièrement, le psoriasis est une affection très particulière. Une thérapie qui ne fonctionne pas pour quelqu'un d'autre pourrait fort bien guérir votre peau complètement; et si la première approche ne réussit pas, essayez autre chose. Deuxièmement, non seulement une attitude positive face à la thérapie de votre choix accroîtra vos chances de succès, mais cela aura un effet bénéfique sur votre santé en général de plusieurs autres manières.

CHAPITRE 1

Qu'est-ce que le psoriasis?

Comment fonctionne la peau et pourquoi elle est atteinte de maladies

Pour beaucoup d'entre nous, la première chose que nous remarquons chez une personne que nous rencontrons pour la première fois, ce sont les yeux. Pour d'autres, ce sera la silhouette ou la voix. Presque tous, toutefois, sous-estiment le pouvoir de la peau pour attirer ou repousser les gens.

Comme ceux qui souffrent de psoriasis ne le savent que trop, la peau est le plus important lien entre nous et le monde extérieur. Un teint clair, rose et éclatant attire les regards; il est perçu comme un signe de santé et de bien-être. Mais une peau altérée semble déclencher toutes sortes de préjugés et de craintes d'attraper maladies et infections. Certains vont jusqu'à refuser de serrer la main d'une personne atteinte de cette maladie; ils éviteront de s'asseoir à côté d'elle dans un autobus et mettront leurs enfants en garde pour les tenir à l'écart de tout contact avec elle. Toutes ces attitudes peuvent être très déprimantes, surtout lorsque l'on sait que le psoriasis n'est ni infectieux ni contagieux (on ne peut l'attraper).

Alors qu'est-ce que le psoriasis? D'un point de vue physique, il est causé par une anomalie de la peau qui accroît la vitesse à laquelle les cellules se forment et le temps que cela leur prend pour arriver à maturité, c'est-à-dire pour atteindre les couches extérieures du corps. Cette production accrue des cellules est à l'origine des signes caractéristiques du psoriasis: des plaques rouges recouvertes de squames grisâtres qui peuvent apparaître sur n'importe quelle partie du corps, mais le plus souvent sur les coudes, les genoux, le cuir chevelu, les ongles ou le bas du dos. La raison exacte de cette accélération de la production des cellules demeure un mystère pour les professionnels de la santé. Nous savons cependant que le psoriasis est une affection chronique, ce qui veut dire qu'une fois qu'une personne en est atteinte, elle est sujette à des crises, même si elle peut vivre de longues périodes sans aucun problème de peau.

Qui en est atteint?

Entre 2 et 3 % de la population mondiale sont atteints de psoriasis, soit entre 80 et 120 millions de personnes. Les États-Unis comptent environ 5 à 6 millions de psoriasiques, la Grande-Bretagne 1,5million, alors que l'Australie en répertorie environ 500 000 cas. Il semble que cela affecte toutes les races de façon égale, à l'exception de la population amérindienne du Nord et du Sud, et les Inuits du Groenland (au moins ceux dont le régime alimentaire se compose surtout de poissons d'eau froide). Les gens à la peau noire sont eux aussi rarement atteints lorsqu'ils vivent dans un climat tropical, bien qu'ils puissent en souffrir ailleurs.

Les hommes et les femmes en sont atteints dans la même proportion et sont plus susceptibles d'en être affligés pour la première fois entre les âges de 11 et de 45 ans.

Le fait que des gens très en vue souffrent aussi de psoriasis prouve que cette affection n'empêche personne d'avoir une vie publique. Le comédien britannique Ben Elton, l'écrivain américain John Updike et l'acteur-chanteur australien Jason Donovan en sont atteints. (Dans le cas d'Abimael Guzman, leader du groupe terroriste péruvien, Le Sentier lumineux, le psoriasis a causé plus que des problèmes de peau: il a été capturé lors d'une visite qu'il faisait incognito dans une clinique de Lima.)

Le psoriasis n'est pas une maladie nouvelle. Des archéologues médicaux ont trouvé des signes de plaques typiques du psoriasis sur des corps momifiés vieux de 2000 ans. Aussi, contrairement à plusieurs affections de la peau, on ne peut pas prétendre que le psoriasis est causé par l'augmentation des produits chimiques toxiques dans l'environnement ou par des éléments spécifiques à notre style de vie moderne, bien que l'un et l'autre puissent avoir un rôle à jouer dans l'apparition de la maladie.

Ce que fait la peau

La peau est plus qu'une simple enveloppe pour nos organes internes. Elle nous protège contre les insectes, la poussière et l'eau, elle élimine les déchets, filtre les rayons du soleil, participe à l'équilibre de la température du corps, envoie des messages au cerveau au sujet de notre environnement, emmagasine la chaleur et les huiles nécessaires, et va même jusqu'à créer l'arôme personnel qui nous sert à attirer le sexe opposé, tout cela sur une épaisseur d'environ 5 mm (1/4 de po).

La peau contrôle le taux d'hydratation de notre corps en évacuant l'humidité et les substances nuisibles et en emmagasinant à l'intérieur du corps les substances et les fluides dont nous avons besoin. Grâce à la sueur, elle nous permet de laisser sortir la vapeur et tous les éléments toxiques qui s'accumulent jour après jour.

Bien que la peau soit assez solide pour supporter les coups, secousses, piqûres et brûlures, elle reste douce et souple, même après des milliers de lavages. Toute sa surface se renouvelle chaque mois. Elle peut s'étirer en cas de gain de poids ou de grossesse, pour ensuite revenir à la normale. Elle se régénère – voyez comment les coupures, éraflures, voire les incisions chirurgicales guérissent – et produit même ses propres agents antibactériens et antifongiques de prévention des infections.

En plus de tout ça, la peau est le plus grand organe du corps – pesant en moyenne 4 kg (8 lb 13 oz) et couvrant une superficie de 2 m^2 (2 v^2) – et un élément majeur du « système de nettoyage », lequel filtre et expulse les toxines et les déchets produits par le corps.

Pour que la peau remplisse son rôle de manière efficace, elle doit fonctionner normalement, et ce n'est pas le cas chez les psoriasiques. On ne sait pas si cette défaillance est une cause ou plutôt un effet du psoriasis. Et ce qui complique encore plus les choses, c'est que notre santé mentale est également affectée par la santé de notre peau. L'inquiétude, le chagrin, l'anxiété, le stress, la tension nerveuse produisent des réactions chimiques dans le corps, qui peuvent avoir des répercussions sur la peau. Et bien sûr, le psoriasis peut également causer toutes ces émotions. En l'occurrence, cela peut devenir un cercle vicieux.

Les fonctions de la peau

- érige une barrière protectrice entre l'environnement et le corps
- garde la température du corps constante
- élimine les minéraux résiduels, les fluides et les toxines
- prévient la déshydratation
- envoie des signaux au système immunitaire en cas de crise imminente
- communique les sensations au cerveau

La structure de la peau

Ce que vous apercevez dans votre miroir et que vous appelez votre peau est en fait plusieurs couches de vieilles cellules mortes (les éléments de base de votre corps) qui se sont emboîtées (liées) pour former une couche qui protège le système vivant en dessous, qu'on pourrait comparer au toit d'une maison. Sous ce « toit » se cachent deux couches de peau, chacune jouant un rôle différent en ce qui a trait à la santé de votre corps *(voir figure 1)*.

L'épiderme

La couche superficielle de la peau – celle que vous voyez dans votre miroir – est appelée épiderme.

Bien que cela ne soit pas apparent ou perceptible, cette couche est extrêmement résistante. Elle est faite en grande partie de kératine, une protéine résistante produite par les cellules à mesure qu'elles traversent les couches de la peau. La kératine sert également à la formation des ongles et des poils, mais dans la peau, elle reste souple grâce aux sécrétions de différentes glandes qui comptent des points de sortie dans l'épiderme.

Lorsque ces cellules atteignent la surface, elles créent la couche calleuse qui protège les couches sensibles du dessous contre les lésions, les maladies, les produits chimiques et autres dangers potentiels. Ce « toit » empêche également la déshydratation qui pourrait causer la mort en l'espace de quelques heures. Mais les cellules sont aussi mortes et sèches et tombent sans arrêt, produisant la majeure partie de ce que nous appelons communément la poussière domestique. À mesure qu'elles tombent, les cellules sont remplacées par d'autres cellules qui se cachaient en dessous, ce qui signifie qu'à peu près une fois par mois, nous nous retrouvons avec une peau toute neuve.

L'épiderme renferme aussi des mélanocytes. Ces cellules sont responsables de la production d'une substance que l'on appelle mélanine et qui aide à vous protéger contre les dangereux rayons du soleil. Aussitôt que la peau est exposée au soleil, les mélanocytes produisent plus de mélanine, et si vous donnez à votre peau le temps de réagir, elles injecteront aux cellules environnantes assez de mélanine pour former une protection naturelle contre les rayons du soleil. Toutefois, si vous exposez votre peau au soleil trop rapidement, ces cellules spécialisées n'ont pas le temps d'augmenter leur production et c'est alors que la peau brûle.

Il existe d'autres cellules spéciales dans l'épiderme, ce sont les langerhanes, qui avertissent à l'avance le système immunitaire qu'une attaque se prépare, par exemple — un virus ou des allergènes de l'air (les substances qui causent les allergies) —, et les cellules merkel, qui aident le cerveau à identifier les sensations du toucher et la sensibilité.

Le derme

La couche médiane de la peau, le derme, est la scène où s'accomplit le vrai travail de la peau. Cette couche est la toile des fibres élastiques, des vaisseaux sanguins, des racines des cheveux et des follicules, des extrémités nerveuses, de la sueur et des glandes lymphatiques, qui permettent à la peau de faire son travail, c'est-à-dire de se débarrasser de tous les poisons et toxines que crée le corps durant le processus de la vie quotidienne normale. L'épaisseur du derme varie d'une région à l'autre du corps et diffère en regard des éléments qu'il contient. La peau de la paume des mains et de la plante des pieds est plus épaisse que celle des paupières.

Le tissu du derme est fait de collagène et d'élastine. En plus de former la toile qui soutient tous les autres éléments, ces substances déterminent l'appa-rence – jeune ou autre – de votre peau. Elles sont responsables de la résistance et de l'élasticité de la peau et lui permettent de s'accommoder des changements de poids et de silhouette. Mais la capacité de ces substances à reprendre leur forme diminue avec l'âge, ce qui explique l'apparition des rides et des chairs flasques tant redoutées. Certains chercheurs disent que notre façon de vieillir dépend de la façon dont nos gènes sont programmés, mais il est également évident que des facteurs, tels le tabagisme et la pollution, une diète mal équilibrée et de trop longues expositions au soleil, peuvent faire vieillir la peau prématurément.

Parsemées dans tout le derme, on trouve les glandes sudoripares, qui produisent environ un demi-litre (16 oz) de sueur par jour, et les glandes lymphatiques, qui permettent d'éliminer les excès de protéines. La transpiration joue deux rôles: elle assure l'élimination des déchets, des sels et des toxines qui passent par de minuscules ouvertures (les pores) dans l'épiderme; elle rafraîchit la peau au moment où elle s'évapore à la surface, jouant ainsi un rôle vital dans l'équilibre de la température du corps. Le rendement des glandes sudoripares est décuplé lorsque vous faites un exercice physique ou lors d'une exposition au soleil.

Le sang qui irrigue la peau passe également par le derme. Sous l'effet de la chaleur, les minuscules vaisseaux sanguins (capillaires) qui s'entrelacent dans le derme prennent de l'expansion pour accroître le flux et pour transporter le sang chaud qui migre du centre du corps à la surface pour le rafraîchir. S'il fait froid, c'est le contraire qui se produit: les capillaires se contractent pour garder un maximum de chaleur dans le corps.

Les follicules pileux sont une autre composante du derme. Ils sont faits de glandes sébacées qui produisent le sébum pour lubrifier la peau et la rendre imperméable. Le sébum a aussi des propriétés antibactériennes et antifongiques douces. Les glandes

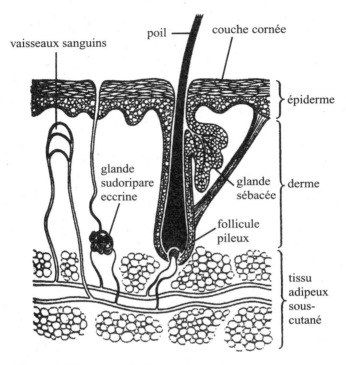

Figure 1 Structure de la peau

apocrines sont un type de glandes sudoripares que l'on retrouve dans les follicules pileux de la poitrine, des aisselles et de l'aine. Elles s'activent normalement à l'approche de la puberté et produisent l'arôme individuel que beaucoup de gens croient être à la source de l'attraction sexuelle. Cependant, l'odeur qui s'en dégage peut devenir désagréable si elle reste enfermée dans la peau.

Finalement, le derme abrite un nombre important de terminaisons nerveuses qui viennent en aide au cerveau pour lui permettre d'interpréter ce qui se passe autour de nous et pour identifier les sensations comme la chaleur, le froid, le rugueux, le doux, la pression, la douleur et la démangeaison.

En dessous de tout cela se trouve une couche de tissu adipeux qui est en quelque sorte un coussin pour le corps. Elle protège nos organes internes des coups et des secousses, elle nous isole de la chaleur et du froid et elle assure une réserve en gras à laquelle le corps peut faire appel en cas de besoin.

Le cycle de vie d'une cellule de peau

Comme tous les tissus du corps, les deux couches de la peau sont faites de centaines de milliers de cellules. De nouvelles cellules sont créées sans cesse dans la couche la plus profonde de la peau, et après trois à quatre semaines, elles sont poussées vers la surface à travers le derme et l'épiderme, au rythme de leur maturation, jusqu'à ce qu'elles atteignent la surface. Après avoir joué quelque temps le rôle de « toit » de l'épiderme, les cellules mortes s'écaillent et muent et de nouvelles cellules les remplacent. Ce processus de renouvellement est constant et normalement bien équilibré: le corps produit autant de cellules qu'il en faut pour remplacer les pertes encourues. Toutefois, dans le cas des personnes atteintes de psoriasis, quelque chose se détraque dans ce processus de remplacement.

Qu'arrive-t-il aux cellules de psoriasis?

Chez les personnes atteintes, il se passe deux choses. Premièrement, le corps, pour quelque raison, génère trop de nouvelles cellules et deuxièmement, les cellules psoriasiques vivent à grande vitesse. Plutôt que de prendre un mois pour arriver à maturité, les nouvelles cellules traversent les couches de la peau en cinq ou six jours, à une telle vitesse qu'elles sont encore bien vivantes lorsqu'elles atteignent la surface. Elles s'amalgament alors aux cellules mortes pour causer les signes caractéristiques du psoriasis: des plaques de peau nue et rouge couvertes d'écailles grisâtres.

Ces plaques changent la nature de l'épiderme en le rendant non seulement plus épais, mais aussi plus perméable, autant à l'intérieur qu'à l'extérieur. Par conséquent, le corps perd plus de liquide, lequel peut s'envoler à travers la peau des psoriasiques jusqu'à dix fois plus vite qu'à travers une peau normale. Il en résulte que la peau perd une bonne partie de sa souplesse, qu'elle se fendille là où elle a besoin de flexibilité, comme sur les mains, les pieds et les coudes. Par suite de ce processus, ces transformations donnent aux bactéries et aux autres envahisseurs une belle occasion de pénétrer le corps, causant d'autres problèmes de peau.

Comme plus de cellules sont produites, plus de cellules meurent et tombent en écailles que normalement. Un homme qui avait enfin trouvé un traitement parallèle pour son psoriasis a dit que sa plus grande joie était d'être capable de rester chez des amis ou à l'hôtel sans laisser partout derrière lui des quantités de croûtes embarrassantes, et de pouvoir enlever sa chemise durant les grandes chaleurs, sans effrayer ses voisins!

Il s'opère aussi des transformations au niveau du derme. Dans les cas de psoriasis, les capillaires s'élargissent, rendant le flux sanguin vers la peau plus important que la normale. C'est pourquoi les plaques de psoriasis sont rouges et saignent si facilement. Le sang contient également une quantité anormale de globules blancs: les cellules « combattantes » produites par le système immunitaire pour protéger le corps en cas d'attaque par un virus, une infection ou un facteur allergène. L'excès de globules blancs accentue le processus inflammatoire, bien qu'il n'en soit pas la cause.

Le fait que la peau réagit si fortement a jusqu'ici contribué à confondre bien des experts. Mais il existe une multitude de théories, dont certaines sont exposées au Chapitre 3.

CHAPITRE 2

Différents types de psoriasis

À quoi ressemblent-ils et qui en est affecté

Il existe plusieurs formes de psoriasis. Celui-ci peut apparaître n'importe où sur la surface du corps — jambes, bras, dos, cuir chevelu, ongles —, quoiqu'il soit, fort heureusement, plutôt rare sur le visage.

Certaines personnes présentent plusieurs formes de psoriasis à des périodes différentes de leur vie; d'aucunes ont de curieuses plaques, souvent localisées en un seul endroit, qui apparaissent et disparaissent; d'autres s'aperçoivent que des régions plus importantes de leur corps sont atteintes. Dans les pires des cas, le corps entier peut en être affecté et présenter des éruptions très graves au point de nécessiter une hospitalisation.

Le psoriasis est ce qu'on appelle une affection « chronique »: il peut apparaître et disparaître de façon imprévisible et pour des périodes plus ou moins longues au cours d'une vie. Environ un tiers des personnes qui en souffrent passent de longues périodes sans aucune trace de la maladie et requièrent d'être traitées seulement en cas de crise. On peut parfois identifier des raisons évidentes aux crises récurrentes: par exemple, une blessure causée à la peau ou un grand stress (voir Facteurs déclencheurs au Chapitre 3). À d'autres moments, on pourrait croire que la peau a une volonté qui lui est propre, lors d'accès violents ou au contraire, lors d'une guérison miraculeuse sans raison apparente.

En fait, ces occasions où la peau semble réagir à quelque facteur invisible peuvent être, pour la personne atteinte, le moment idéal pour analyser de plus près ce qui se passe dans sa vie et son environnement, et pour essayer de trouver des indices susceptibles d'expliquer cet état (la peau est souvent le miroir de problèmes physiques ou psychologiques qui autrement resteraient cachés). Une recrudescence de la maladie peut mener à l'identification d'une allergie alimentaire ou d'une réaction à un stress auxquels un individu s'est habitué au point de ne plus en être conscient, bien que ces facteurs menacent son bien-être.

Il arrive que l'on confonde le psoriasis avec l'eczéma, qui se déclare quand il y a inflammation de la peau après un contact avec une substance corrosive ou irritante, ou à cause d'une allergie, ou les deux. Bien que les effets sur la peau puissent être similaires, l'eczéma diffère beaucoup du psoriasis et est plus facile à traiter une fois que la cause de l'inflammation a été identifiée. Vous trouverez de plus amples renseignements concernant l'eczéma dans *Traitement naturel: l'eczéma*.

Le psoriasis en plaques (ou discoïde)

Le psoriasis en plaques est le type le plus courant: environ 90 % des personnes atteintes présentent ce type d'affection. La peau développe des taches roses ou rouges bien délimitées que l'on appelle plaques, et qui sont couvertes d'écailles semblables à des croûtes sèches qui s'effritent et tombent.

Comme ces plaques sont formées de cellules qui sont remontées à la surface trop rapidement, il se peut qu'elles soient aussi collantes que sèches, et le fait d'enlever ces couches d'écailles peut provoquer le saignement. La présence de ces cellules vivantes signifie également qu'il y a augmentation du flux sanguin à la surface de la peau, ce qui peut faire baisser la température du corps, particulièrement si les lésions sont nombreuses. Conséquemment, les gens dont les plaques s'étendent sur une grande surface doivent déployer beaucoup d'énergie pour garder la chaleur de leur corps et risquent ainsi de se sentir très épuisés.

Le psoriasis en plaques apparaît le plus souvent sur les coudes, les genoux, le bas du dos et le cuir chevelu, et un côté du corps reflète souvent l'autre côté. Mais il peut apparaître n'importe où, surtout si la peau a subi des blessures ou des coups.

Le psoriasis apparaît fréquemment sur le cuir chevelu, et cet état peut s'avérer particulièrement ennuyeux en raison de l'irritation que causent les shampooings, et de la difficulté d'y appliquer des pommades. Cela n'affecte normalement pas la pousse des cheveux.

Le psoriasis en gouttes (guttiforme)

On voit souvent ce type de psoriasis chez les enfants et les adolescents, et il peut être le premier signe avant-coureur d'une susceptibilité de la peau. Il tire son nom du latin *gutta*, qui signifie goutte, et la peau semble avoir été éclaboussée de gouttes de peinture rouge provenant d'un pinceau.

En période de recrudescence, de petits cercles rouges apparaissent soudainement, habituellement sur le tronc plutôt que sur les membres ou le cuir chevelu, et souvent quelques jours après un mal de gorge ou une amygdalite.

Bien que cela puisse sembler terrible, le psoriasis en gouttes est l'un des plus faciles à soigner si on s'y prend assez tôt. Un peu de lotion coaltar ou une pommade accompagnée d'un bain dans l'huile de coaltar, une exposition au soleil ou encore une courte séance sous une lumière ultraviolette, règle normalement le problème.

Si on néglige de le traiter, toutefois, le psoriasis en gouttes peut se transformer en psoriasis en plaques. Et même lorsqu'il est traité, les enfants qui ont subi des crises de psoriasis en gouttes ont une chance sur quatre de connaître d'autres crises au cours de leur vie.

Le psoriasis de la flexion

Le psoriasis de la flexion apparaît dans les plis du corps, comme sous les seins, entre les fesses, dans l'aine et dans les plis des jambes et des bras. Les taches sont rouges et enflammées comme dans les cas de psoriasis en plaques, mais étant donné la friction qui se produit dans ces endroits, elles sont habituellement squameuses.

Ce type de psoriasis a tendance à apparaître chez les gens plus âgés, et surtout chez les femmes. Il peut toutefois avoir d'autres implications. Par exemple, un homme qui présentait un psoriasis grave à l'aine avait de la difficulté à engendrer. On finit par trouver que cet homme produisait une quantité réduite de sperme, et les médecins blâmaient la chaleur que produisaient les plaques autour du scrotum. Quand les plaques de cet homme disparurent – dans ce cas précis grâce à un régime alimentaire spécial –, son second problème fut également résolu.

Le psoriasis des « couches »

On met actuellement en doute le fait que cette affection soit vraiment du psoriasis. Comme son nom le suggère, ce type de psoriasis apparaît sur la peau des bébés aux couches. Il peut aussi se propager à d'autres parties du corps de l'enfant, particulièrement sur le cuir chevelu ou dans les plis humides de la peau, par exemple sous les bras. Certains médecins croient que les bébés qui ont ce genre de crises sont plus à risque d'avoir du psoriasis plus tard, mais jusqu'ici les recherches n'ont démontré aucune évidence.

Le psoriasis des ongles

Le psoriasis des ongles est plus courant chez les personnes de plus de 40 ans. C'est une bonne indication de qui développera de l'arthrite psoriasique (voir plus bas), car 80 % des gens atteints de psoriasis des ongles souffriront également d'inflammation des articulations.

Cette forme de psoriasis se déclare quand des cellules trop actives produisent une accumulation de kératine, la substance qui aide à la formation des ongles et des cheveux. Les ongles deviennent grêlés comme un dé à coudre, ou striés; il peuvent aussi se mettre à se décoller des doigts, à épaissir ou à se décolorer.

Le psoriasis à pustules localisées

Plus courant chez les adultes que chez les enfants, ce type de psoriasis prend la forme de boutons de pus, généralement à la paume des mains et à la plante des pieds. À mi-chemin entre l'eczéma et le psoriasis, on lui donne le nom de « dermatite vésiculaire », « eczéma dyshidrotique », ou plus couramment encore, de « pompholyx ». Les boutons sont blancs au début puis deviennent jaunes, et enfin bruns. Ils sont souvent douloureux et résistent au traitement. Un arrêt soudain d'une thérapie aux stéroïdes peut être la cause de cette affection, et on la relie aussi au stress et aux infections aux champignons comme le pied d'athlète. Les cas graves peuvent exiger une hospitalisation de quelques jours ou plus.

Le psoriasis érythrodermique

C'est une affection grave, voire critique, bien qu'assez rare. De grandes régions de la peau sont enflammées et squameuses et les patients n'arrivent plus à contrôler la température de leur corps et les pertes de liquide. Ils se déshydratent et deviennent fiévreux et ils sont plus sujets aux infections ainsi qu'aux problèmes cardiaques et rénaux. L'hospitalisation est indispensable.

Le psoriasis arthritique

Environ 6 % des personnes atteintes de psoriasis développent un psoriasis arthritique, un état au cours duquel les articulations deviennent raides, douloureuses et enflammées. Il diffère des autres formes d'arthrite dans la façon dont les articulations sont touchées. Avec le psoriasis arthritique, un doigt ou un orteil entier peut enfler, plutôt que seulement l'articulation, mais normalement, seulement un ensemble d'articulations est affecté. Les endroits habituellement touchés sont les mains (surtout les articulations qui se situent au bout des doigts), les pieds, la colonne vertébrale et le cou. La destruction des os arrive aussi plus tôt dans les cas de psoriasis arthritique que dans toute autre forme de psoriasis.

Plus grave est le psoriasis, plus le risque est grand de développer de l'arthrite par la suite. Les personnes qui présentent un psoriasis des ongles sont plus susceptibles de développer du psoriasis arthritique, et habituellement les mêmes doigts seront touchés. Dans d'autres cas, toutefois, il semble n'y avoir aucune relation entre la région atteinte et l'articulation où se localisera l'inflammation.

Comme pour l'état de la peau, le psoriasis arthritique est une affection chronique qui va et vient. Il peut arriver que l'arthrite se déclare alors que le psoriasis est au repos. Il arrive aussi parfois que les tendons soient enflammés (tendinite) dans une région sans aucun signe d'inflammation des articulations (arthrite).

Les deux sexes en sont également affectés, mais les hommes semblent plus sujets à l'arthrite de la colonne vertébrale. Il se peut que les changements hormonaux dus à la grossesse ou à la ménopause soient des éléments déclencheurs de l'arthrite chez les femmes souffrant de psoriasis.

CHAPITRE 3

Qu'est-ce qui cause le psoriasis?

Un examen du puzzle

Quand vient le temps de répondre à la question de la cause du psoriasis, force nous est d'avouer que personne ne le sait vraiment. Il existe à ce sujet une pléthore de théories – certaines sont purement scientifiques, d'autres évoquent des facteurs environnementaux, d'autres encore des facteurs psychologiques –, mais aucune certitude. Ce dont nous sommes sûrs, c'est que les problèmes de peau sont rarement dus seulement à des facteurs directement reliés à la peau. L'état de la peau est intimement lié à ce qui se passe dans le reste du corps et de l'esprit. En fin de compte, il y a probablement des éléments de vérité dans chacune des théories avancées, parce qu'il est fort peu probable qu'un état aussi complexe que le psoriasis ne soit dû qu'à une cause unique.

Tout est dans les gènes?

Environ 40 % des personnes atteintes de psoriasis ont des parents qui souffrent aussi de cette affection, jusqu'à un certain point. Aussi cela apparaît-il clairement que quelque chose dans le modèle génétique cause le psoriasis.

Un enfant dont l'un des parents souffre de psoriasis a 25 % de chances de développer la maladie. Cette probabilité s'élève à 60 % dans le cas où les deux parents en sont atteints. Si un enfant dont aucun des parents n'en souffre développe un problème de psoriasis, il y a 20 % de chances que d'autres enfants de la famille présentent des problèmes de peau semblables. Le fait que certaines personnes ne développent du psoriasis que tard dans leur vie n'annule pas la thèse de la cause génétique: plusieurs maladies héréditaires restent cachées pendant de nombreuses années.

Certains généticiens croient que la réponse peut se cacher dans un gène particulier qui affecte le taux de production des cellules. D'autres croient que le psoriasis est le résultat d'une combinaison de plusieurs anomalies. Dans le cas de personnes dont aucun membre de la famille n'est atteint de psoriasis et dont le psoriasis semble arriver d'on ne sait où, les scientifiques supposent qu'elles auraient pu venir au monde avec un gène mutant ou un modèle génétique dû à une erreur dans l'organisation des gènes, ou que peut-être il y a des gènes qui fonctionnent de façon anormale dans certaines circonstances. Mais il faudra attendre que la recherche prouve l'une ou l'autre de ces théories.

Le système immunitaire

Le système immunitaire est le mécanisme de défense du corps. Il lui faut reconnaître quelles substances font partie intrinsèque du corps et lesquelles n'en font pas partie, de sorte que lorsque le corps entre en contact avec quelque chose, il puisse identifier cette chose comme « étrangère » (par exemple une bactérie, une écharde ou un nouveau cœur), et la rejeter. C'est la raison pour laquelle les personnes à qui on transplante un organe doivent prendre des médicaments puissants qui bloquent le système immunitaire, parfois pour tout le reste de leur vie. Les symptômes d'un rhume – le nez qui coule, la fièvre – nous disent que notre corps est en train de combattre le virus. Il arrive toutefois, pour des raisons que l'on s'explique encore mal, que le système immunitaire devienne confus et qu'il se mette à rejeter certains éléments du corps. Cela entraîne des troubles auto-immuns.

Certains scientifiques croient que le psoriasis est une maladie auto-immune parce qu'ils ont découvert qu'une quantité beaucoup plus grande de produits chimiques circule dans le système immunitaire des personnes dont la peau souffre de psoriasis. Ces produits chimiques circulent à travers d'abondantes terminaisons nerveuses dans la peau. Ils ont également trouvé plus de cellules T auxiliaires, un type de globules blancs qui avertit le système immunitaire quand quelque chose menace le corps.

Pour vérifier si cette théorie était crédible, le Dr Eugene Farber de l'Institut de recherche sur le psoriasis de Palo Alto, en Californie, a fait un suivi de l'un de ses patients qui souffrait de psoriasis aux deux genoux. Les lésions présentes sur l'un des genoux disparurent après une chirurgie qui avait temporairement endommagé les terminaisons nerveuses, les rendant incapables d'assurer la circulation des produits chimiques du système immunitaire. Le genou du patient avait aussi perdu toute sensibilité. Dix-huit mois plus tard, la sensibilité du genou revint à la normale, mais également les plaques de psoriasis, ce qui semble démontrer, au moins dans ce cas, que les extrémités nerveuses avaient un rôle à jouer dans le psoriasis de cet homme.

Ainsi, une théorie affirme que le système immunitaire lui-même est déficient chez une personne atteinte de psoriasis, parce qu'il réagit mal aux substances qu'il devrait reconnaître comme lui étant intrinsèques. Une autre théorie suggère toutefois que dans les cas de psoriasis, le corps produit trop d'une substance donnée, ce que le système immunitaire percevrait comme une menace à la santé du corps.

Les thérapies médicamenteuses qui inhibent le système immunitaire semblent être efficaces pour faire disparaître le psoriasis, mais elles ont également tendance à produire des effets secondaires désagréables. Il existe toutefois d'autres façons d'influencer le système immunitaire, autant positivement que négativement. Des émotions comme la colère, le chagrin, l'épuisement, la dépression et l'anxiété peuvent altérer la réponse immunitaire. Par exemple, le Dr Farber a noté que certains événements stressants de la vie augmentaient la quantité de neuropeptides (un autre produit chimique immunitaire) dans le cerveau, le sang et la peau. Heureusement, l'inverse semble aussi vrai, et les attitudes positives, la relaxation et le plaisir peuvent calmer le corps et l'aider à retrouver son équilibre (voir Chapitre 8).

Surcharge du foie

Plusieurs thérapeutes complémentaires, surtout ceux qui s'intéressent au régime alimentaire et aux problèmes reliés à l'alimentation, croient qu'une surcharge du foie peut être un facteur clé dans le psoriasis. Les chercheurs du King's College Hospital de Londres (Royaume-Uni) ont également découvert qu'un pourcentage élevé de personnes souffrant de psoriasis présentaient une faiblesse au niveau du foie.

Les poisons et toxines qui sont créés après l'ingestion d'aliments sont digérés et transportés dans le corps à travers le réseau sanguin. Le foie les intercepte et les fait passer dans le système « d'élimination des déchets »: l'intestin et la vésicule. Mais si le foie est surchargé ou affaibli, peut-être à cause d'une déficience en minéraux, d'une trop grande tolérance aux aliments gras et à l'alcool, ou de dommages antérieurs, les toxines restent dans le sang et circulent à nouveau. Il est alors possible que la peau, un autre système d'élimination des déchets du corps, essaie de débarrasser le corps de cette surcharge de toxines et qu'elle se surmène, entraînant par le fait même des réactions qui peuvent prendre l'aspect du psoriasis.

L'accumulation des toxines qui affaiblit le foie peut être causée par la nourriture que nous mangeons, l'air que nous respirons, l'eau que nous buvons, les médicaments, les niveaux de stress, et ainsi de suite (voir page 94 pour des méthodes de désintoxication du corps).

La nourriture que nous mangeons

Le régime alimentaire n'est pas l'unique explication d'une surcharge du foie. Certains thérapeutes naturels disent qu'une diète riche en viande, en produits laitiers, en sucre, en aliments transformés, en alcool et en stimulants comme la caféine, cause une mauvaise digestion, augmente les toxines et n'apporte pas assez d'éléments nutritifs. Quand le corps fonctionne à vide, il en est de même du système immunitaire et du système nerveux central, soutiennent-ils.

On a également avancé l'idée que le psoriasis peut être causé par une digestion inadéquate des protéines. Si les protéines ne se dégradent pas, les bactéries présentes dans les intestins produisent toute une armée d'éléments toxiques (polyamines) pour les combattre. Ces polyamines jouent un rôle dans le déclenchement de la division excessive des cellules, c'est ce qui arrive aux peaux psoriasiques.

Certains thérapeutes blâment tout spécialement la consommation élevée de gras animal contenu dans les viandes et les produits laitiers en ce qui a trait au psoriasis. Des recherches ont montré que la peau des personnes souffrant de psoriasis contient des quantités importantes d'éléments appelés leucotriènes, qui causent l'inflammation. Ceux-ci sont créés par le corps à partir de l'acide arachiconique, que l'on retrouve exclusivement dans le gras animal. Certaines recherches ont prouvé que l'acide eicosapentaenoique (EPA), que l'on retrouve dans l'huile de poisson, ralentit la production de leucotriènes. C'est pour cette raison que certains thérapeutes font la promotion du traitement à l'EPA. D'autres thérapeutes croient que les allergies alimentaires individuelles sont à la base de la maladie, vu leur manière d'affecter le système immunitaire. Le Chapitre 7 analyse plus avant la question de l'alimentation et de ses effets sur le psoriasis.

Le pouvoir de l'esprit

On croit que le stress est un facteur déclencheur chez plus de 50 % des personnes qui souffrent de psoriasis. Plusieurs recherches très sérieuses ont montré qu'un grand nombre de personnes ont leur première crise de psoriasis à la suite d'un événement stressant ou d'une période difficile de leur vie, et que les déclencheurs sont intimement liés à des périodes de grand stress. Le stress peut avoir plusieurs causes:

- *Physiques:* maladie, accident, chirurgie, surmenage, ou encore une maladie chronique comme le psoriasis ou l'asthme;
- *Mentales:* travail, études, heures supplémentaires, responsabilités, finances, manque de confiance;
- *Émotives:* relations, problèmes conjugaux, désaccord familial, mort d'un être cher, maladie.

Certaines personnes développent du psoriasis au moment de leur premier examen scolaire important, à la mort d'un parent proche, ou après avoir accepté un nouvel emploi très exigeant. D'autres noteront un regain de la maladie à la suite d'une dispute, d'une réunion de travail difficile, ou lorsque leur compte en banque accuse une baisse inquiétante.

Mais cela ne signifie pas que « tout est dans la tête ». Le Dr Farber de Californie a trouvé que les événements stressants de la vie contribuaient à accroître la quantité de produits chimiques du système immunitaire dans le cerveau, le sang et la peau. D'autres scientifiques ont pour leur part noté une différence marquée dans l'activité électrique du cerveau, dans la pression sanguine, les pulsations, le niveau d'hormones, ainsi que dans l'activité cardiaque et intestinale, lorsque les gens vivent du stress. De plus, lorsque nous ne sommes pas heureux, nous ne nous alimentons pas bien, nous buvons et fumons, nous ne faisons pas d'exercice physique, nous ruminons nos problèmes, et ainsi de suite. Tout cela réduit l'efficacité de nos systèmes biologiques et nous rend fatigué et irritable et moins capable de faire face à la réalité; en d'autres mots, plus stressé. C'est un cercle vicieux.

Mais si l'esprit est capable de nous influencer de manière si négative, cela va de soi qu'il peut tout aussi bien nous influencer positivement. Voir au Chapitre 8, comment l'esprit et les émotions peuvent aider à guérir vos problèmes de peau.

Les désavantages de la vie moderne

Certaines personnes croient que notre style de vie occidental est une cause du psoriasis. Non seulement exerçons-nous des pressions sur nos systèmes corporels avec les aliments transformés, l'alcool, le tabac et notre vie trépidante, disent-ils, mais l'environnement chimique dans lequel nous évoluons diffère énormément du cadre pour lequel le corps avait été programmé pour survivre. Alors qu'on reconnaît les allergies alimentaires depuis des années déjà, beaucoup plus de gens développent de nos jours une sensibilité aux produits chimiques présents dans l'environnement.

Des partisans de cette théorie pointent du doigt les canalisations d'eau, les tuyaux d'échappement, les pesticides et la pollution industrielle qui contaminent les cultures et l'air, les additifs alimentaires, les produits de nettoyage domestique et leurs puissantes émanations, les produits de nettoyage à sec, les photocopieurs, la pollution « électromagnétique » provenant des câbles électriques, les fours à micro-ondes et les ordinateurs, bref, tous ces éléments contre lesquels notre système immunitaire doit se défendre. Et tandis que dans plusieurs cas notre corps est capable de combattre efficacement ces attaques, pour ceux dont le système immunitaire est affaibli, que ce soit par un virus ou le stress, il vient un temps où il s'effondre, et c'est alors que des maladies telles que le psoriasis font leur apparition.

Selon toute vraisemblance, les gens qui ont un régime de vie plus simple sont moins susceptibles de souffrir de psoriasis. Des recherches auprès de 26 000 autochtones d'Amérique du Sud éparpillés dans 95 villages de Bolivie, du Pérou, de l'Équateur et du Venezuela n'ont pas permis de trouver un seul cas de psoriasis. Les aborigènes d'Australie n'avaient jamais souffert de psoriasis avant leur arrivée dans la société occidentale, et les cas de psoriasis sont très rares chez les Inuits du Groenland (bien que cela puisse être dû au fait qu'ils mangent d'importantes quantités de poissons d'eau froide qui contiennent un taux élevé d'EPA).

Facteurs déclencheurs

Quelle que soit la théorie à laquelle vous souscrivez en ce qui a trait aux causes du psoriasis, il semble que cette affection ait besoin d'un facteur « déclencheur » pour se manifester une première fois et pour provoquer ses crises récurrentes imprévisibles. Presque tous ont une opinion différente quant à ce que peuvent être ces facteurs déclencheurs, et n'importe quelle combinaison de ces éléments peut en être la cause.

- *Infections de la gorge:* l'un des deux facteurs les plus couramment identifiés comme causes du psoriasis. Peut-être parce que ces infections (comme l'amygdalite, causée par une bactérie appelée streptocoque) sont un fardeau qui accable le système immunitaire. Au Royaume-Uni, des recherches faites à Manchester ont montré que deux enfants sur cinq ayant développé un psoriasis en gouttes (ou tacheté) avaient souffert, peu de temps avant la crise, d'une infection au streptocoque. Un enfant sur quatre atteint de psoriasis en gouttes développera un psoriasis à plaques, bien que la plupart d'entre eux n'en seront pas gravement affectés. Le fait de traiter un mal de gorge rapidement avec des antibiotiques peut empêcher le développement de l'affection ou aider à réduire la gravité de la crise.
- *Stress:* c'est la deuxième cause la plus courante de la maladie. Des événements stressants de la vie (mariage, funérailles, examen, dispute, nouvel emploi, licenciement) ont tous été reliés à une première crise et à des épisodes subséquents de psoriasis.
- *Blessures physiques:* éraflures sérieuses, coupures ou plaies causées par des interventions chirurgicales.
- *Hormones:* fluctuation des niveaux d'hormones qui accompagnent une grossesse, la ménopause ou encore la prise de la pilule contraceptive.
- *Alcool:* peut-être le coup de grâce pour un foie déjà faible.

- *Médicaments:* par exemple, le lithium, les bêta-bloquants, les antipaludiques. Les stéroïdes systémiques ou les stéroïdes topiques puissants peuvent aussi provoquer le psoriasis, non seulement lorsqu'on en prend, mais aussi lorsqu'on arrête soudainement d'en prendre.
- *Soleil:* habituellement bénéfiques, les rayons du soleil peuvent déclencher les crises chez environ 10 % des personnes atteintes.

CHAPITRE 4

Comment vous aider vous-même

Vivre avec le psoriasis

Le psoriasis – même en toutes petites plaques – peut vous empoisonner la vie. Nous sommes tous bombardés d'images de corps magnifiques aux peaux lisses exemptes d'imperfections, et bien que vous sachiez que le psoriasis n'est pas contagieux et que vous n'êtes pas atteint par manque d'hygiène ou à cause d'une maladie quelconque, à moins de vous tenir au coin de la rue pour distribuer des dépliants d'information sur le sujet, vous pouvez avoir l'impression que les autres ne vous comprendront jamais.

Certaines personnes ont l'impression d'avoir perdu le contrôle de leur vie. Elles n'iront pas se baigner pour éviter les regards indiscrets; elles détestent aller au supermarché parce que la caissière arbore un air de dégoût en prenant la monnaie; et elles doivent passer des minutes embarrassantes à expliquer au coiffeur que cela « ne s'attrape pas ». Il y en a qui perdent confiance, qui se découragent et deviennent dépressifs – en apprenant que leur condition ne pourra pas s'améliorer – et qui commencent à dépendre de ce que le médecin leur donne.

Mais il existe des choses que vous pouvez faire quotidiennement pour votre peau, pour reprendre le contrôle de votre vie et envisager l'avenir plus positivement.

Jouer au détective

À cause des maladies qui l'altèrent, on a souvent le sentiment que la peau se fait terriblement maltraiter par l'environnement. Aussi, bien que les dessins que le corps trace à sa surface ne soient pas bienvenus ou jolis, cela peut s'avérer utile d'essayer d'identifier ce qui vous perturbe ainsi.

Ce pourrait être une cause physique comme un parfum ou une lotion pour les mains, un aliment ou un additif, certaines plantes ou quelque chose dans l'air, comme le pollen ou la pollution. Mais, particulièrement dans les cas de psoriasis, cela pourrait aussi bien être un état mental. Vos lésions pourraient s'aggraver après une dispute, si vous subissez de la pression, ou lorsque vous êtes anxieux, fatigué ou embarrassé. Certaines personnes réagissent mal lorsqu'elles vivent une situation où elles n'ont aucun contrôle sur ce qui va se passer; d'autres, au contraire, voient leur peau s'altérer quand vient le temps de prendre des responsabilités.

En trouvant à quelles substances physiques votre peau réagit, vous pouvez éviter ces désagréments. Ce n'est pas aussi facile d'éviter des situations ou des sentiments, mais si vous savez ce qui vous dérange, vous pouvez commencer à trouver des stratégies qui feront baisser votre stress. Par exemple, si vos lésions apparaissent à chaque fois que vous vous sentez nerveux ou peu sûr de vous, vous pourriez décider de trouver des façons d'améliorer votre confiance et de vous aider à prendre les choses calmement (voir plus bas et au Chapitre 8).

Combattre le stress

Le stress, comme nous l'avons dit au Chapitre 3, est un facteur déclencheur clé du psoriasis. Cela signifie que les personnes atteintes sont souvent dans un cercle vicieux, puisque les situations stressantes causent les crises et que les crises provoquent encore plus de stress. Et pour ajouter au stress du psoriasis, il y a toutes les choses qui vous inquiètent à chaque jour: l'argent et l'hypothèque, les enfants et la carrière. En pratiquant des activités pour combattre le stress, vous pouvez briser le cycle, et si votre peau commence à s'améliorer, votre état d'esprit et votre capacité à surmonter d'autres aspects de votre vie ont de bonnes chances de s'améliorer à leur tour.

Les moyens de contrer le stress sont très personnels. Certains choisiront le jogging, d'autres la lecture; d'aucuns s'attaqueront à d'inextricables mots croisés ou à des travaux de broderie complexes. Vous pouvez méditer ou pratiquer les « affirmations » (voir Chapitre 8 pour ces méthodes). Vous pouvez aussi vous contenter de rêver éveillé (visualisation). En résumé, accordez-vous un peu de temps chaque jour pour relaxer.

Vous aurez également besoin de quelques stratégies pour faire face aux situations de grand stress qui se présentent sans avertir. Il est important que vous soyez en mesure d'identifier les moments où vous devenez stressé, et de savoir quels moyens concrets vous pouvez mettre en œuvre pour entraver ce processus. Cela pourrait être de prendre cinq bonnes inspirations profondes ou de vous donner quelques minutes pour vous étirer et pour relâcher les tensions de votre corps.

Stratégies pour combattre le stress

- *Faites des listes.* Les listes vous empêchent de paniquer et d'avoir peur d'oublier quelque chose d'important.
- *Planifiez à l'avance.* Prévoyez les situations contraignantes et essayez d'y trouver des solutions avant qu'elles ne se présentent.
- *Ne vous engagez pas outre mesure.* Personne ne peut tout faire. Établissez des priorités si vous avez beaucoup à faire.
- *Allez prendre l'air chaque jour.* Une marche rapide autour du pâté de maisons est toujours mieux que rien.
- *Regardez autour de vous.* Jouissez pendant quelques secondes de quelque chose qui vous rappelle le reste du monde: le bleu du ciel, les feuilles des arbres qui changent de couleur, les roses qui fleurissent, les enfants qui jouent dans le parc, la musique.
- *Parlez à un ami cher.* Si quelque chose vous inquiète, partagez vos émotions plutôt que de les nier et de les laisser vous étouffer. Si vous n'êtes pas à l'aise d'en parler, écrivez ce que vous ressentez.

Prendre soin de votre peau

Toute substance qui entre en contact avec votre peau a le potentiel de l'aider ou de l'agresser. Aussi, dès que vous notez que votre peau réagit différemment – plus de squames, des lésions plus rouges, des démangeaisons ou des saignements –, faites-vous détective et essayez de démasquer les substances avec lesquelles vous êtes entré en contact et qui pourraient être responsables de la crise.

Par exemple, certaines poudres à lessive sont particulièrement abrasives, surtout si elles contiennent des enzymes biologiques. C'est la même chose avec les assouplissants, bien qu'on essaie de nous convaincre qu'ils sont doux et sans danger. Et souvenez-vous, votre peau est en contact avec ces ingrédients nuisibles non seulement lorsque vous lavez vos vêtements à la main, mais également lorsque vous les portez. Si vous êtes sensible à une marque, essayez-en une autre, autant que possible un produit conçu spécialement pour les peaux sensibles.

La même prudence est de mise avec les détergents, savons, désodorisants, shampooings, produits de maquillage, crèmes à raser, et ainsi de suite. Il serait bon que vous commenciez à lire les étiquettes des produits: vous serez peut-être capable d'identifier des additifs spéciaux auxquels vous réagissez mal, pour décider de les éviter par la suite. La lanoline, par exemple, est un ingrédient couramment employé dans les produits de beauté, bien que plusieurs personnes y soient allergiques. D'un autre côté, vous pourriez aussi identifier certains éléments qui aident votre peau. Certaines personnes souffrant de psoriasis, par exemple, trouvent que les savons

contenant des extraits d'aloès ont des effets calmants.

En général, il est préférable de rechercher les mar-
ques « naturelles », parce qu'elles contiennent moins
d'additifs et de parfums. Les cliniques de médecine
naturelle ont souvent ces lignes de produits. Mais
souvenez-vous: certains produits censés être conçus
expressément pour les peaux sensibles peuvent aussi
contenir des ingrédients que votre peau ne supporte
pas. Ne les oubliez pas sous prétexte que ce sont des
produits naturels, lorsque vous accomplirez votre travail de détective.

Crèmes hydratantes et huiles de bain

Alors que vous devez éviter les produits nuisibles,
il importe aussi de trouver des produits qui vous
aideront à nourrir et à protéger votre peau. Les
crèmes hydratantes calmantes (émollients) aident à
prévenir la sécheresse de la peau, pas par un ajout
de fluides, mais en empêchant ceux qu'elle contient
de s'en échapper. Elles peuvent aider à contrôler
l'effritement, bien qu'elles n'aient aucun effet sur
le processus sous-cutané de la maladie. Le mieux
est d'utiliser des produits sans fragrance (voir
l'encadré).

Produits vendus sans ordonnance

Les psoriasiques ont trouvé les produits suivants
particulièrement bénéfiques: Pharbifarm (Suède,
aussi offert au Royaume-Uni), Millcreek (USA),
et Extracts of Nature de Marks & Spencer
(Royaume-Uni). Les manufacturiers de produits
pharmaceutiques comme Dermal Laboratories

(Emulsiderm) et Goldshield (Imuderm) ont de larges gammes d'onguents de traitement doux, de lotions et de préparations pour le bain. Tous ces produits sont offerts dans la plupart des bonnes pharmacies. De plus, il y a:

Substituts de savon

- Crookes Wash E45. Contient de l'oxyde de zinc et des huiles minérales.
- Crème Aqueous BP (aussi en émollient) et l'onguent émulsifiant BP.

Produits pour le bain

- Bain E45 et Huile de bain Savon. Des huiles de bain sans fragrance à base d'huiles minérales.
- Émollient et gel Oilatum. À base de paraffine liquide.
- Balneum. À base d'huile de soya.
- Solution Pixol. Huiles de coaltar et de cade (peut être utilisée dans le bain, la douche, ou comme traitement pour le cuir chevelu).

Solutions émollientes et crèmes protectrices

- Crème Aqueous BP.
- Herbamin. Vaseline, paraffine liquide et minéraux essentiels.
- Crème E45. Gelée de pétrole, paraffine liquide et lanoline.
- Crème Oilatum. À base d'huile d'arachides.
- Unguentum Merck. Contient de la gelée de pétrole (aussi pour usage avant le bain).

• Hydromol. Crème et solution émolliente pour le bain. Contient de la paraffine liquide, des ingrédients du sodium et de l'huile d'arachides.

Shampooings

• Alphosyl. Extrait de coaltar et d'alcool.
• Denorex. Coaltar et menthol.
• Concentré Ceanel. Cétrimide, acide indécénoïque et shampooing à l'alcool phényléthyle (peut aussi servir sur d'autres parties du corps).

Traitements vendus sans ordonnance

• Potter's Psorasolv. Onguent de plantes traditionnel contenant soufre, oxyde de zinc, extrait de racine d'ellébore blanc et extrait de gaillet doux.
• Mixture Potter's pour les éruptions cutanées. Médicament à base de plantes pour soulagement des symptômes, contenant de l'extrait de cascara, d'iris bleu, de racine de bardane, de parelle, de salsepareille et de buchu (ou bukku).
• Onguent et gel pour le cuir chevelu Psorin. Acide salicylique, dithranol et coaltar.
• Gelcosal. Acide salicylique, coaltar et gomme de sapin (peut aider à réduire une desquamation sérieuse).
• Liquides Polytar et Gelcotar (pour les plaques du cuir chevelu).

C'est aussi une excellente idée d'appliquer une solution émolliente avant le bain ou la douche, parce que bien que l'eau chaude puisse vous donner une sensation de bien-être, les éléments corrosifs (particulièrement dans l'eau des villes) peuvent s'avérer très asséchants. Vous pouvez également ajouter une huile à l'eau de votre bain. Certaines huiles possèdent des ingrédients qui aident à prévenir ou à soulager la démangeaison (antipruritiques).

Les huiles essentielles – extraites des racines, des feuilles ou des fleurs des plantes et utilisées en aromathérapie – peuvent aussi être combinées aux huiles de bain. La lavande a la réputation d'aider à régénérer la peau. On s'est également aperçu qu'elle avait le pouvoir de stimuler les rythmes « alpha » du cerveau, le type de courbes du cerveau qui apparaît durant la relaxation. Souvenez-vous toutefois que les huiles essentielles ne sont pas des parfums, mais des substances chimiques complexes. Entre six à huit gouttes d'huile pure suffisent dans l'eau du bain, et il est bien de la mélanger à une huile de bain de façon à hydrater votre peau par la même occasion. (Voir page 114 pour d'autres additifs naturels pour l'eau du bain.)

Vous pouvez aussi acheter des sels minéraux naturels ou boues, comme celles de la mer Morte, qui ont le pouvoir de soulager la peau. Il existe un produit nommé Mamina, qui provient d'une source des Andes et qui a été utilisé avec succès par un hôpital du Chili spécialisé dans le traitement des maladies de la peau. Ce produit contient un mélange de sels solubles de magnésium, calcium, potassium, sodium, azote, soufre, phosphore, bore et zinc. Les huiles de bain ordinaires ne sont pas recommandées parce qu'elles contiennent pour la plupart une quantité importante de détergent.

Les mains et les pieds

Il est préférable de porter des gants pour jardiner, pour les travaux ménagers, les rénovations et ainsi de suite. Évitez l'eau trop chaude, même si vous portez des gants, et portez toujours des gants de coton à l'intérieur des gants de caoutchouc, pour prévenir la transpiration qui cause de l'irritation. Pour la même raison, portez des chaussettes de coton dans vos chaussures ou bottes, surtout avec les bottes de caoutchouc. Idéalement, portez des chaussures en cuir, pour permettre aux pieds de respirer. Utilisez beaucoup de produits hydratants et une crème protectrice pour garder la desquamation à son minimum. L'huile de souci, qui est aussi un bon remède, aidera les personnes atteintes de psoriasis des ongles.

Le cuir chevelu

Le psoriasis du cuir chevelu a tendance à causer plus de démangeaison que n'importe où ailleurs, et les shampooings réguliers peuvent irriter une peau déjà sensible. Plusieurs psoriasiques essaient les shampooings contre les pellicules, mais non seulement ces shampooings peuvent-ils être particulièrement corrosifs, ils agissent très peu dans la réduction de la desquamation et peuvent même l'empirer en asséchant le cuir chevelu. Recherchez les shampooings qui contiennent des substances moussantes naturelles, comme la fleur de guimauve, plutôt que des détergents et revitalisants à base d'hydratants naturels comme la cire de henné. Les produits de rinçage faits maison peuvent soulager et la démangeaison et la desquamation du cuir chevelu, sans endommager les cheveux et sans leur donner une apparence graisseuse et peu attrayante. Faites tremper un mélange de mouron blanc, de souci et d'orties dans de l'eau chaude, puis égouttez et utilisez le liquide tiède pour le rinçage. Pour le rinçage final, vous pouvez mélanger 10 ml (2 c. à t.) de teinture de romarin et 10 gouttes d'huile de cade dans 500 ml (16 oz) d'eau chaude.

Certains praticiens suggèrent que les personnes issues de familles où l'on souffre de psoriasis fassent attention de ne pas soumettre leur cuir chevelu à des stress inutiles. Cela signifie éviter les teintures et les permanentes, les brossages vigoureux, ou l'usage de rouleaux serrés. Mais si vous apportez vos shampooing et lotion hydratante personnels chez un coiffeur compréhensif, vous pourriez jouir de l'expérience sans trop de répercussions négatives. Les coiffeurs pourraient peut-être aussi vous aider à trouver des permanentes et teintures douces, de sorte que vous ne soyez pas obligé de vous priver aussi du plaisir que procure une séance chez le coiffeur.

Les tissus

Une fois de plus, le meilleur choix possible sera naturel. Les tissus comme le coton, la laine et la soie permettent à la peau de respirer et aident à prévenir l'irritation. Les fibres synthétiques causent la transpiration qui peut augmenter la desquamation. Les fibres naturelles sont particulièrement importantes lorsque vous choisissez vos sous-vêtements et vos draps. Pour ceux qui souffrent de psoriasis du cuir chevelu, ce pourrait être une bonne idée de porter un léger foulard, parce qu'il peut être secoué facilement. On peut éviter les problèmes causés par le métal des bijoux et montres en peignant la surface qui entre en contact avec la peau avec de la peinture hypoallergène. On en trouve généralement en pharmacie, et elle est souvent utilisée pour recouvrir les boucles d'oreilles qui ne sont pas en or. Cela peut aussi être plus confortable de porter une montre avec un bracelet de cuir plutôt que de métal, parce que le cuir permet à la peau de respirer.

L'alimentation

Il est communément admis, dans la pratique médicale conventionnelle, que le régime alimentaire a peu à voir avec le psoriasis, mais la plupart des thérapeutes naturels ne sont pas d'accord avec cette opinion. Le Chapitre 7 aborde la question du régime alimentaire et de ce que vous pouvez faire pour aider votre peau.

L'exercice physique

L'exercice physique est bon non seulement pour le corps, il contribue également à l'amélioration de votre état mental. Il stimule la production d'endorphines dans le cerveau, des analgésiques naturels et des relaxants qui procurent une sensation de bien-être. L'exercice améliore aussi la circulation sanguine, stimule l'appétit et accroît la résistance aux virus et aux infections. Il n'est pas obligatoire que l'exercice que vous choisirez soit très énergique: une marche rapide dans le parc fera l'affaire, si vous le faites régulièrement. Cela peut aussi être l'occasion de faire des rencontres intéressantes dans des situations moins stressantes, et la diversité des vêtements de sport – t-shirts, maillots à manches longues, leggings et survêtements – peut vous permettre de vous couvrir lorsque cela est nécessaire. Souvenez-vous également que votre corps a besoin des rayons du soleil pour synthétiser la vitamine D contenue dans les aliments. La vitamine D est à la base de l'une des nouvelles thérapies conventionnelles pour lepsoriasis (voir page 69).

Les substituts de soleil

Le soleil est un guérisseur naturel pour la plupart des gens qui souffrent de psoriasis. Sauf pour quelques malchanceux (moins de 10 %), une bonne dose de soleil peut provoquer des changements importants dans l'apparence de la peau. Certaines personnes voient disparaître leurs squames complètement durant les mois d'été.

Les rayons ultraviolets B (UVB) sont responsables des bienfaits du soleil, mais comme ce sont les mêmes rayons qui peuvent causer les coups de soleil, ne vous exposez pas trop. Si vous vivez dans un pays où les risques de prendre trop de soleil sont très bas, même en plein été, il est possible d'acheter des lampes UVB pour usage domestique. Mais attention: le lit à ultraviolets ne peut pas servir de traitement, parce qu'il n'émet que les rayons de bronzage UVA.

Le fait de vous servir d'une lampe UVB pendant quelque temps peut réduire l'embarras que vous ressentirez lorsque le temps sera venu de vous exposer sur la plage dans votre « peau d'hiver ». Plusieurs personnes atteintes font face à un réel dilemme : elles savent que le soleil est bon pour elles, mais elles hésitent à exposer leur peau aux regards des autres. Mais si vous décidez d'utiliser une lampe à bronzer à la maison, parlez-en d'abord à un spécialiste pour connaître le nombre de minutes que vous pouvez passer sous ses rayons, et portez toujours des lunettes protectrices. Voir Chapitre 7 pour plus d'information concernant les traitements par la lumière.

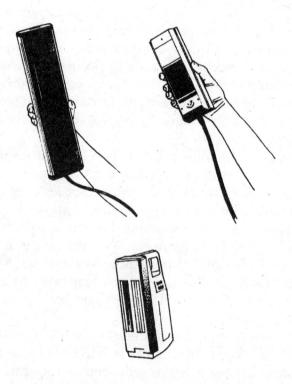

Figure 2   Exemples de lampes UVB pour usage domestique

Les relations

Vous êtes porté à penser que tout ce que les autres voient de vous est votre peau rouge et à vif. Alors il est très important de trouver des façons de contrer ce genre de pensées. Autrement, elles pourraient miner votre confiance en vous et votre estime personnelle, ce qui rendrait vos relations intimes et vos amitiés difficiles.

La vieille croyance qui veut que la beauté ne soit pas une question d'épiderme est toujours vraie, et si vous n'êtes pas obsédé par l'état de votre peau, il y a de bonnes chances pour que les autres ne le soient pas non plus. Ce que les autres voient, c'est l'image de vous-même que vous projetez, et si cette image est celle d'une personne amicale, souriante, captivante et gaie, vous serez étonné de constater que les gens ne s'apercevront même pas que la peau de vos mains ou de vos bras est différente. L'important est de communiquer avec les gens; surtout, n'allez pas vous isoler ou rester caché.

Et souvenez-vous que le fait de recourir à des « remontants » comme la cigarette, l'alcool et les drogues ne fera qu'empirer l'état de votre peau, tout en faisant très peu pour votre bien-être à long terme. Le tabagisme et la consommation d'alcool sont des facteurs aggravants du psoriasis pour beaucoup de personnes, en particulier les femmes.

Vous sentir bien dans votre peau

• Soulignez ce qui est positif. Lorsque vous faites bien les choses ou lorsque vous menez à bien une tâche, ou simplement lorsque vous avez eu une bonne journée, célébrez en vous permettant une petite gâterie: un verre de vin, un nouveau vêtement, une sortie en plein air.

- Prenez soin de votre peau, de vos cheveux et de vos vêtements. Recherchez les couleurs et les tissus dans lesquels vous vous sentez bien.

- Pratiquez des loisirs ou des activités dans lesquels vous vous impliquerez activement. Ne vous contentez pas de lire des livres sur le sujet.

- Ne laissez pas votre désir d'avoir une peau nette devenir votre seul et unique but dans la vie. Organisez-vous pour courir le marathon, apprendre l'espagnol, prendre un cours de cuisine thaï, écrire de la poésie.

- Servez-vous de votre expérience pour sympathiser avec d'autres personnes. Nous avons tous des problèmes et nous ressentons tous le besoin d'en parler à certains moments.

- Souriez à votre image dans le miroir. Ça peut avoir l'air stupide, mais vous serez étonné de voir comment, même lorsque vous ne vous sentez pas très bien, un sourire peut vous remonter le moral.

Le psoriasis chez les enfants

Un enfant atteint de psoriasis a d'abord besoin de comprendre ce qui lui arrive. Expliquez-lui avec circonspection comment se traduit le psoriasis sur le plan physique, comment cela est intermittent, et comment ce qui arrive dans notre vie peut affecter la peau. Expliquez-lui aussi qu'il existe différents genres de traitements que vous pourrez essayer avec lui, mais faites très attention de ne pas montrer d'inquiétude ou de frustration si les traitements ne fonctionnent pas. C'est très accablant pour un enfant de sentir qu'il vous cause du souci.

Il importe aussi que les enfants sachent qu'ils ne sont pas seuls. Si un enfant est le seul membre de la famille à souffrir de psoriasis, adressez-vous à une organisation locale ou nationale, on pourrait peut-être vous mettre en contact avec d'autres enfants avec lesquels le vôtre pourrait parler ou correspondre. Encouragez votre enfant à parler de ce qu'il ressent relativement à son problème de peau – il ne faut pas qu'il cache ses sentiments ou qu'il ait peur d'être incompris –, et quand il sera assez grand pour prendre ses responsabilités, suggérez-lui de tenir son propre cahier de notes et de devenir le détective qui découvrira les choses qui font réagir sa peau. Trouvez des manières d'entrer en contact physiquement et montrez-lui que vous l'aimez, de sorte qu'une peau douloureuse ne devienne pas une barrière entre vous et votre enfant.

Assurez-vous également que les professeurs, les moniteurs sportifs et les directeurs de clubs connaissent et comprennent les problèmes de peau de votre enfant, et qu'ils pourront intervenir si celui-ci est malmené ou ostracisé. Mais faites-le avec son consentement: il n'y a rien de pire que l'attention spéciale dont un enfant peut faire l'objet lorsqu'un enseignant aborde la question du psoriasis sans avertissement préalable.

L'une des plus grandes difficultés avec un enfant psoriasique, c'est de l'empêcher de se gratter. Coupez ses ongles très courts, et lorsque la peau pique, suggérez-lui de la frotter doucement, plutôt que d'utiliser ses ongles, ce qui aurait pour conséquence d'altérer sa peau. Le fait de couvrir les lésions avec des vêtements ou des bandages durant la nuit peut aider, tout comme de porter des mitaines, parce qu'un enfant peut se gratter inconsciemment. Mais ne soyez jamais, au grand jamais tenté de lui lier les mains: cela est cruel et psychologiquement dommageable.

Un enfant qui a un important problème de psoriasis peut avoir besoin de plus d'heures de sommeil que les autres enfants. Cet état cause une plus grande perte de chaleur et d'énergie, que seul un sommeil adéquat peut combler. La fatigue peut également faire empirer l'état de la peau, et une recrudescence accompagnée d'irritabilité et de pleurs sont des signes révélateurs d'un manque de sommeil. Enseignez à votre enfant des trucs de relaxation. Il pourrait par exemple imaginer une scène agréable sur la plage ou à la campagne, par une belle journée d'été (voir page 131 pour d'autres idées).

Des infusions de plantes ou de vinaigre de cidre (qui aide à purifier le sang) et de miel peuvent l'aider à dormir lorsqu'il est particulièrement affecté.

CHAPITRE 5

Traitements et approches traditionnels

Qu'est-ce que votre docteur a à offrir

La médecine traditionnelle juge le psoriasis comme « incurable », parce qu'on n'en connaît pas la cause. C'est pourquoi les traitements traditionnels ont tendance à se concentrer sur la suppression et le soulagement des symptômes. L'ennui avec plusieurs approches traditionnelles, c'est que le traitement est presque aussi terrible que la maladie.

- *Les thérapies topiques* (appliquées directement sur la peau) dégagent souvent des odeurs désagréables, sont difficiles à utiliser et salissantes, et elles tachent tout ce qu'elles touchent.

- *Les thérapies systémiques* (que l'on avale ou que l'on injecte) affectent tout le système corporel, et pas seulement la peau, et sont normalement conçues pour réduire le taux de production des cellules. Mais ce sont des médicaments très puissants et tous présentent des effets secondaires, jusqu'à soumettre des parties du corps qui sans cela seraient en parfaite santé, comme le foie, les poumons, les os et le cœur, à des pressions indues.

Que fera le médecin?

Beaucoup de gens atteints de psoriasis ne vont jamais consulter leur médecin de famille. Dans certains cas, c'est parce que les lésions de leur peau sont petites et légères, ou alors dans une région peu apparente du corps, ou encore parce qu'ils trouvent qu'ils peuvent garder le contrôle de leur état grâce à des produits offerts en pharmacie (voir page 52).

Si vous n'arrivez pas à contrôler votre état avec ces produits, votre médecin de famille pourrait vous prescrire d'autres traitements topiques. Mais si votre psoriasis est sévère et étendu, il se peut que l'on vous offre un traitement systémique. Pour ce genre d'approche, vous devrez sans doute consulter un spécialiste dans un hôpital, étant donné l'éventualité d'effets secondaires.

Lorsque vous rendez visite à votre docteur pour la première fois, il devrait évaluer deux choses:

- La gravité clinique de votre état, c'est-à-dire quelle surface de votre corps est affectée et quelle est la gravité de vos lésions.
- À quel point votre psoriasis vous affecte, et les répercussions que votre état a sur votre vie.

Le médecin pourrait se servir d'une carte du corps pour indiquer où se trouvent vos plaques et leur étendue, de sorte que tout changement puisse facilement être noté. Il pourrait vous demander ce qui vous dérange le plus dans votre état. Cela est pris en considération lorsque vient le temps de choisir le type de thérapie adapté à votre cas.

Il importe de demander au médecin de bien vous expliquer les risques et les bienfaits de chacun des traitements suggérés. Comme il existe une très grande variété de traitements, vous devez obtenir le plus de renseignements possible les concernant pour vous permettre de faire un choix judicieux. Certaines thérapies peuvent avoir des effets toxiques sur des organes en parfaite santé. Par exemple, les recherches ont établi un lien entre les rétinoïdes et certaines tumeurs non cancéreuses (pseudo-tumeur cerebri), et avec des problèmes cardiaques et musculo-squelettiques; le méthotréxate pourrait entraîner des effets secondaires sur le foie et les poumons, et la cyclosporine A peut affecter le sang et les reins.

Traitements pour psoriasis doux et modéré

Tel que mentionné plus haut, beaucoup de gens contrôlent leur psoriasis grâce à des produits comme des adoucisseurs de peau, des crèmes et lotions hydratantes et des huiles de bain. Ces produits peuvent aider à contrôler la desquamation; ils sont faciles à utiliser et n'ont normalement pas d'effets secondaires, mais ils agissent seulement à la surface et n'interviennent d'aucune manière dans le processus sous-jacent de la maladie.

Habituellement, un médecin prescrira l'un ou l'autre des traitements topiques. Ces produits contiennent souvent des ingrédients comme le coaltar, le dithranol ou corticostéroïdes, que nous décrivons plus bas. Il existe aussi un autre traitement relativement nouveau: calcipotriol, à base de vitamine D.

Vous pouvez augmenter l'efficacité de certaines crèmes topiques en couvrant les parties affectées avec un sac ou une pellicule de plastique, pendant la nuit. Cela aide les pores à s'ouvrir et augmente la quantité de médicament qui pénètre dans la peau.

Mais ne tentez pas l'expérience avec les stéroïdes topiques sans l'avis de votre médecin: une quantité excessive de ce produit pourrait endommager votre peau.

Les rayons ultraviolets B peuvent également multiplier l'effet des traitements topiques, mais cela doit être fait avec la supervision d'un expert. Certaines personnes réagissent mieux à un traitement topique que d'autres, et si un produit ne fonctionne pas, le médecin suggérera souvent d'en essayer un autre avant de passer à une approche plus rigoureuse.

Le coaltar

Le coaltar est un vieux traitement. Il fut utilisé pour la première fois en 1925. On le considère sans danger et il est offert dans une grande variété de formes, que l'on applique directement sur la peau. Il réduit la démangeaison et l'inflammation, et il aide à amincir les lésions rugueuses qui se développent dans les cas de psoriasis. Malheureusement, il est plus efficace dans sa forme la plus salissante: combiné à de la gelée de pétrole, il forme une pâte collante.

Comme il peut tacher les vêtements et la literie, il est préférable d'utiliser le coaltar la nuit sous des bandages ou une pellicule de plastique. Des bandages médicamenteux sont moins salissants et peuvent être portés pour environ une semaine, mais ils attirent l'attention. Il existe cependant des façons plus raffinées, plus visuellement acceptables d'utiliser le coaltar, mais leur efficacité est moindre.

Le dithranol

Le dithranol est une substance synthétique dérivée de la chrysarobine, qui a la propriété de réduire le taux de renouvellement des cellules. Il est connu depuis environ 65 ans et peut s'avérer plus efficace que le coaltar, quoique tout aussi désagréable à utiliser. Il laisse sur la peau, la baignoire et les vêtements, des taches d'un brun pourpre qui ne disparaîtront pas, et il faut faire très attention à ne pas en étendre sur les parties saines de la peau, où il peut causer de l'irritation et de la douleur.

Le dithranol fut d'abord utilisé comme un traitement de nuit, et les parties affectées du corps devaient être couvertes de pansements. De nos jours, toutefois, on peut l'utiliser pour des traitements de courte durée: le patient applique la pâte pour des périodes de 15 à 45 minutes toutes les 24 heures, puis l'enlève, ce qui rend le traitement plus facile à supporter sans en diminuer l'efficacité.

Les corticostéroïdes topiques

Les stéroïdes naturels produits par le corps régularisent plusieurs de nos processus chimiques, incluant notre réaction au stress. Les corticostéroïdes sont une version synthétique de ces substances et sont offerts sous forme de lotions ou de pommades.

Indiscutablement, les traitements à base de stéroïdes sont efficaces dans beaucoup de cas. De plus, ils calment l'inflammation, soulagent les symptômes et permettent à la peau endommagée de guérir; ils ne sont pas salissants, sont faciles à utiliser, et ils sont inodores. L'ennui avec ces produits, c'est qu'ils ne vous débarrasseront pas du psoriasis. Aussitôt que vous cessez de les prendre, les plaques réapparaissent – dans quelques cas malheureux, elles seront plus graves –, et un arrêt soudain du traitement peut contribuer à déclencher d'autres formes de psoriasis.

Il y a danger de subir des effets secondaires si vous utilisez les corticostéroïdes sur une base continue. Le réseau sanguin absorbe facilement les produits chimiques contenus dans les crèmes et lotions topiques. Un usage exagéré peut endommager le contenu en collagène de la peau et la rendre plus fragile, plus mince et sujette aux lésions. Les enfants sont particulièrement à risque en cas d'usage exagéré de stéroïdes, parce que leur peau est plus mince et plus absorbante. On a même déjà laissé entendre que les stéroïdes pourraient entraver leur croissance.

Il y a d'autres effets secondaires. Comme les stéroïdes réduisent l'inflammation en bloquant le système immunitaire, ils pourraient aussi gêner les processus de guérison normaux du corps et réduire la résistance aux infections. Ce sont également des consommateurs avides de vitamine D, de zinc et de potassium (dont le foie a besoin en bonnes quantités pour rester en santé) et ils dupent le corps en lui faisant produire de plus petites quantités de stéroïdes naturels (incluant l'hydrocortisone) qui nous aident à vaincre le stress. Comme même les médecins de la pratique traditionnelle croient que le stress est un facteur clé dans le psoriasis, cela représente un effet secondaire particulièrement dommageable.

À cause de ces réactions, les stéroïdes devraient être utilisés seulement pour des périodes de courte durée. Mais comme les psoriasiques qui s'en servent savent qu'aussitôt qu'ils cesseront le traitement, l'état de leur peau se détériorera à nouveau, beaucoup de gens continuent à utiliser les préparations de corticostéroïdes pendant des années, et en fait, leurs prescriptions sont souvent renouvelées à répétition.

Le traitement à la vitamine D

Le calcipotriol est le plus nouveau des traitements topiques que l'on puisse prescrire. Il est fait à partir d'une forme de vitamine D, et bien que l'on ne sache pas exactement comment il fonctionne, il semble qu'il ralentisse le développement des kératinocytes, les cellules qui forment la couche cornée à la surface de l'épiderme. Comme les stéroïdes, il ne tache ni ne dégage de mauvaise odeur et jusqu'ici, ne semble pas présenter les effets secondaires associés aux stéroïdes, même lorsqu'on l'utilise sur plus de 40 % de la surface du corps.

Des recherches récentes ont démontré qu'on peut l'utiliser pour un temps illimité sans effets secondaires à long terme, du moment que l'on n'en applique pas plus de 100 g (3 1/2 oz) par semaine. Il peut toutefois causer une irritation de la peau chez certains sujets.

Les traitements du cuir chevelu

Tous les traitements pour le cuir chevelu sont offerts soit sous forme de lotions ou de shampooings. Le shampooing au coaltar est le plus utilisé pour les cas bénins ou modérés. Mais dans des cas plus sévères, les mélanges deviennent plus salissants et complexes. Le pharmacien d'hôpital peut préparer un composé d'unguentum cocois, qui contient du coaltar, de l'acide salicylique et du soufre pour enlever les squames, mélangé à une base d'huile de coco. L'huile de coco fond à la température du corps et aide à la fois à hydrater et à étendre les ingrédients à travers les cheveux où la peau est atteinte.

Les médicaments plus puissants

Si votre psoriasis est plus grave, on vous référera habituellement à une clinique spécialisée offrant une variété de traitements. Les taux de réussite varient selon les individus, et presque tous les traitements entraînent des effets secondaires immédiats ou à long terme. Il se peut que vous ayez à décider ce qui vous afflige le plus, de la maladie ou de son remède, avant de poursuivre un traitement quelconque. Votre médecin voudra vous voir régulièrement et pourrait avoir besoin de vous faire des prises de sang de façon ponctuelle, pour s'assurer que le traitement ne provoque pas de dommages internes. Et avec la plupart des thérapies systémiques, il est important que les femmes et les hommes psoriasiques prennent des précautions pour empêcher la grossesse, pendant la thérapie et quelque temps après, vu les risques qu'un bébé ne vienne au monde difforme.

Les thérapies par la lumière

Il existe deux types de thérapies par la lumière pour le psoriasis: les rayons ultraviolets A (UVA) et les rayons ultraviolets B (UVB). Seuls, les UVA, qui causent le bronzage, font très peu pour les personnes souffrant de psoriasis, mais ils sont assez efficaces lorsque associés au psoralène médicamenteux (voir plus bas). Les UVB sont les rayons du spectre solaire qui produisent les effets biologiques comme le rougissement et les brûlures. Mais si on les utilise prudemment, les UVB sont aussi les rayons qui, en soi, peuvent avoir des effets positifs sur le psoriasis.

Les PUVA

Dans les temps anciens, les Égyptiens affligés de problèmes de peau avaient l'habitude de manger une plante qui poussait près du Nil, puis s'exposaient au soleil pour se soigner. Les PUVA (c'est-à-dire le psoralène plus les ultraviolets A) sont la version moderne du traitement du Nil.

Les patients prennent un comprimé de psoralène (un agent sensibilisateur de la peau) puis s'étendent sous des lampes à rayons UVA spécialement conçues à cet effet. Il faut habituellement deux traitements par semaine pendant une période de un à deux mois en clinique externe, et les doses sont soigneusement contrôlées pour éviter les « coups de soleil ». Les patients doivent bien sûr porter des lunettes pour protéger leurs yeux, lorsqu'ils sont sous les lampes, mais aussi pendant les 24 heures suivant l'exposition.

Les PUVA sont le premier choix de plusieurs médecins pour les cas difficiles de psoriasis, parce qu'on croit que c'est le moins toxique de tous les traitements internes. Il peut donner de bons résultats, guérissant la peau de près de 90 % de tous les patients en quatre à six semaines, mais certaines personnes souffriront de nausées, de maux d'estomac, de maux de tête et de léthargie. Il peut aussi y avoir un risque accru de cancer de la peau si les PUVA sont utilisés sur de longues périodes.

Les bains de PUVA sont une façon d'éviter les effets secondaires. Il s'agit de prendre des bains de 15 minutes dans une solution de psoralène, puis de s'installer rapidement sous une lampe UVA (les effets du psoralène disparaissent rapidement une fois que vous êtes sorti de l'eau). Cette méthode peut réduire considérablement les effets secondaires, mais elle mettra plus de temps à guérir la peau.

Les UVB

Plusieurs cliniques de dermatologie dans le monde utilisent maintenant les rayons UVB, soit seuls, soit pour augmenter les bienfaits des traitements topiques décrits plus haut. Plusieurs cliniques sont ouvertes durant de longues heures, de sorte que les patients peuvent y aller pour des traitements en se rendant ou en revenant du travail, ce qui leur permet de mener une vie aussi normale que possible. Les installations UVB domestiques rendent le traitement beaucoup plus accessible, mais leurs utilisateurs ont besoin de conseils pour connaître toutes les règles de sécurité. Et attention: les lampes thérapeutiques sont conçues pour émettre des longueurs d'onde de lumière particulières et sont très différentes des lampes de soleil à rayons ultraviolets normales que l'on trouve dans le commerce.

Les rayons UVB sont généralement plus efficaces que les stéroïdes topiques. Ils donnent des résultats similaires à ceux du dithranol et du coaltar, mais ils sont plus agréables à utiliser. De plus, leurs effets secondaires sont en général plus doux que ceux des PUVA et des thérapies systémiques comme le méthotrexate (voir plus bas). La plupart des patients verront leur peau exempte de lésions après environ deux mois à raison de cinq traitements par semaine (chaque traitement dure entre 90 secondes et 15 minutes). En moyenne, la peau restera belle pour un autre deux mois et ne montrera que de légers symptômes au cours des deux mois qui suivront.

Les UVB sont aussi la clé de thérapies parallèles basées sur le climat, dont il est question au Chapitre 7.

Le méthotrexate

Le méthotrexate est une thérapie cytotoxique de longue date pour supprimer le psoriasis. Il tue des cellules, et on l'utilise également pour soigner divers types de cancers. C'est un médicament puissant et il peut être très toxique, surtout si on le prend trop fréquemment ou pour une période trop longue. L'accumulation des toxines peut affecter le foie, les reins et la moelle des os, et irriter l'estomac et les intestins. La nausée, les maux d'estomac, les ulcères buccaux, la perte des cheveux, la fatigue et la dépression sont d'autres effets secondaires plus immédiats. Les patients doivent également prendre garde aux interactions avec d'autres substances, spécialement l'alcool, et ils doivent voir leur médecin régulièrement pour des tests du sang et du foie.

Les rétinoïdes

Les rétinoïdes (par exemple l'étrétinate) sont des dérivés de la vitamine A. Ce traitement est utilisé dans des cas très graves et persistants, mais comme dans le cas d'autres traitements puissants, il y a un prix à payer: les effets secondaires qui apparaissent le plus rapidement sont l'irritation des paupières, l'obstruction des narines et les craquelures autour de la bouche. En fait, beaucoup de médecins voient ces signes comme une indication d'un bon dosage. La peau aussi devient fragile, et certains utilisateurs disent devoir porter des chaussures souples et faire attention de ne pas trop se frotter les mains, parce que la peau semble s'en décoller.

Les rétinoïdes sont plus doux pour le foie que le méthotrexate, mais on pense qu'ils pourraient avoir un lien avec les maladies du cœur et les problèmes des os. Tous les six mois, les patients doivent subir des tests pour évaluer leur niveau de lipides et le fonctionnement de leur foie. Il faut empêcher la conception pendant le traitement et pour une période d'un an par la suite, à cause des effets dommageables des médicaments sur l'enfant à naître.

La cyclosporine A

La cyclosporine A agit sur le principe que le psoriasis est une maladie causée par un système immunitaire déficient. Sa fonction principale consiste à ralentir les cellules T auxiliaires, qui, selon la croyance, sont responsables de l'hypersensibilité du corps et qui se retrouvent en quantité excessive dans la peau des psoriasiques. Les effets secondaires les plus inquiétants de la cyclosporine A sont les dommages qu'elle cause aux reins, et c'est pourquoi les patients sont suivis de très près. Elle peut aussi causer de légers dommages au foie et faire monter la tension artérielle.

Les traitements pour l'arthrite psoriasique

Les traitements pour l'arthrite psoriasique sont généralement les mêmes que pour d'autres formes d'arthrite. Si les articulations sont modérément enflammées, on commencera normalement le traitement par de la physiothérapie, de l'exercice physique et des anti-inflammatoires comme l'ibuprofène. Toutefois, à mesure que la maladie progresse, des médicaments plus puissants aidant à ralentir la destruction des articulations, comme le sulphazalazine, peuvent être offerts au patient.

CHAPITRE 6

Les thérapies naturelles et le psoriasis

Introduction aux thérapies parallèles douces

Les thérapies naturelles ont gagné énormément en popularité au cours des dernières années. Par exemple, des recherches britanniques menées depuis la fin des années 1980 ont montré une augmentation importante du nombre de personnes qui consultent un thérapeute de médecines douces, et une majorité de la population croit que ces formes de thérapies devraient être offertes gratuitement par les services de santé publique. On a fait le même constat en Amérique du Nord, en Australie et ailleurs dans le monde.

Un nombre croissant de médecins traditionnels sont aujourd'hui beaucoup plus ouverts aux thérapies parallèles. Toujours en Grande-Bretagne, environ un tiers des médecins de famille ont de bonnes notions des thérapies naturelles – le plus souvent l'acupuncture, l'ostéopathie ou l'homéopathie –, et un nombre croissant d'hôpitaux et de centres de santé offrent des services, ou pour le moins peuvent dirent aux gens où aller.

Plusieurs thérapeutes naturels croient que la réduction de l'anxiété est la voie vers une meilleure santé. Ils croient que si le corps est anxieux et stressé, il ne peut fonctionner adéquatement, que si un seul organe fonctionne mal, cela a des répercussions négatives sur les autres parties du corps. Cela rend l'approche naturelle ou « complémentaire » particulièrement appropriée pour les personnes souffrant de psoriasis: même si leur état n'est pas directement dû au stress, le psoriasis lui-même cause certainement le stress qui entraînera une détérioration de la peau.

Pourquoi consulter un thérapeute naturel?

Les gens se tournent vers les médecines naturelles pour différentes raisons. Plusieurs commencent à chercher d'autres solutions après des années de thérapies traditionnelles ayant échoué. Selon une recherche britannique menée en 1993, trois personnes sur quatre qui rendent visite à un thérapeute naturel le font pour des problèmes que la médecine traditionnelle n'a pas réussi à résoudre. Une autre recherche menée auprès des patients d'un centre de santé naturel britannique a montré que la plupart traînaient un problème de longue date, en moyenne neuf ans.

D'aucuns veulent essayer une thérapie douce en dernier recours, avant de commencer une thérapie traditionnelle comportant des médicaments puissants avec des effets secondaires désagréables. D'autres préfèrent simplement l'approche différente des praticiens de médecines douces, désireux de passer plus de temps avec leurs clients.

De nos jours, on met beaucoup l'accent sur le fait de prendre soin de sa propre santé. On nous incite à manger sainement, à faire de l'exercice, à éviter les coups et blessures. Il en résulte que la plupart d'entre nous s'attendent à être actifs en cas de maladie; pas question qu'on nous envoie balader avec une prescription. Alors certaines personnes choisissent un thérapeute naturel parce qu'elles aiment parler de ce qui pourrait être la meilleure approche pour elles; elles aiment que leur thérapeute passe du temps à les écouter; elles aiment avoir la sensation qu'on les considère comme des personnes à part entière, plutôt que comme un ramassis de symptômes.

Qu'est-ce qu'une thérapie naturelle?

Alors que la médecine naturelle ou douce prend des formes variées, presque tous les thérapeutes partagent les principes suivants:

- Ils fonctionnent de manière holistique, c'est-à-dire qu'ils vous traitent comme des êtres humains à part entière, avec un esprit, un corps et une âme, et non seulement comme un paquet de symptômes ou comme une machine qui fonctionne mal. Les thérapeutes tiennent compte de votre personnalité, de vos émotions et de votre style de vie, aussi bien que des influences extérieures comme l'environnement et votre vie sociale.
- Ils croient que la santé est le résultat d'un état émotionnel, physique, mental et spirituel équilibré, et que le déséquilibre est ce qui cause les maux et les maladies. Dans quelques thérapies, cet équilibre a aussi quelque chose à voir avec la force ou énergie vitale, qui est reconnue pour infiltrer le corps et l'univers comme un tout. Dans la médecine chinoise, cette énergie est appelée

chi ou qi, et prend la forme de deux forces opposées (le yin et le yang), qui symbolisent les opposés de la vie: féminin et masculin, positif et négatif, douceur et puissance, intellect et passion, chaud et froid, et ainsi de suite. En Inde, cette force est connue sous le nom de *prana*, et au Japon c'est le *ki*. Les thérapeutes naturels utilisent une variété d'avenues – remèdes, aiguilles, massages et méditation – pour activer ou canaliser cette force vitale.

- Ils croient que le corps a la faculté de se guérir et que le rôle du traitement est de venir renforcer nos propres pouvoirs de guérison. Plusieurs voient les symptômes comme le résultat de la tentative du corps de se soigner lui-même. Ils croient que plutôt que de soigner les symptômes, un traitement devrait s'attarder sur la cause première du problème. Pour toutes ces raisons, il se pourrait que vous repartiez avec une prescription qui n'a apparemment aucun lien logique avec la cause de votre visite chez le thérapeute.

- Ils considèrent que le genre de personne que vous êtes – votre personnalité, vos émotions et votre situation – est au moins aussi important que votre état, quand vient le temps de décider quel traitement vous offrir. Cela signifie que deux personnes souffrant de la même maladie peuvent recevoir une médication différente.

Diagnostiquer le problème

Les thérapeutes naturels accordent beaucoup d'importance à votre histoire personnelle. Ils veulent normalement connaître plusieurs détails et pourraient vous questionner sur votre régime alimentaire et vos habitudes, votre style de vie, votre famille et même sur certains événements survenus dans votre enfance. Mais vous en rencontrerez qui utiliseront d'autres techniques.

Les acupuncteurs, par exemple, prendront probablement votre pouls: vos 12 pouls. Chaque pouls est associé à un système différent (disons le système d'élimination des déchets et le système reproductif) et son rythme renseigne le thérapeute sur le niveau d'énergie qui s'y trouve. On se sert aussi parfois des pouls pour tester les allergies alimentaires. Un changement dans les pulsations lorsque vous mangez ou êtes en présence d'un aliment peut laisser croire à une allergie. Certains thérapeutes se servent d'une machine spéciale appelée Vega, qui permet de surveiller les changements au niveau des points d'acupuncture. Un appareil similaire portant le nom d'unité de thérapie Mora (voir encadré) est aussi très populaire, surtout en Europe.

L'iridologie est une autre méthode de diagnostic parallèle, où le praticien étudie les taches dans votre iris (la partie colorée de l'œil). Bien que jusqu'ici cette pratique n'ait pas donné des résultats convaincants, certains croient qu'elle peut donner une image détaillée de votre passé, de votre présent et même de votre avenir, en matière de santé. D'autres thérapeutes utilisent un pendule – habituellement un cristal ou une pierre au bout d'une chaîne – et arrivent à poser un diagnostic en interprétant ses mouvements lorsqu'il se met à osciller au-dessus d'une partie du corps, ou même au-dessus d'une photographie de la personne ou d'un schéma de l'organe.

Cette méthode est connue sous le nom de radiesthésie.

Les thérapeutes peuvent tester les muscles — méthode parfois appelée kinésiologie appliquée (AK) – pour évaluer la faiblesse de certaines parties du corps. Pour cela, ils mesurent d'abord votre résistance en exerçant une pression sur vous avec la main ou le bras. Ils peuvent ensuite vous demander de tenir un aliment suspect dans une main, ou de faire venir une pensée dommageable à votre esprit, pendant qu'ils exercent à nouveau une pression sur vous. La différence dans la résistance les guidera pour poser un diagnostic. Certains thérapeutes utilisent également cette méthode pour décider si la médication qu'ils vous donnent est appropriée à votre cas.

La thérapie Mora

La thérapie Mora cherche à identifier les faiblesses et les déséquilibres des organes et des systèmes des patients en mesurant le champ électromagnétique autour d'eux. Cela consiste à faire une lecture à partir d'une sonde placée au bout de chacun des canaux énergétiques – ou méridiens – censés sillonner le corps (voir page 150).

Le cadran d'une unité de thérapie Mora permet une lecture de 1 à 100. Si chacun des canaux indique 50 au cadran, cela signifie que le corps du patient fonctionne parfaitement. Un saut au-delà ou en deçà de ce point indique une faiblesse ou une dégénérescence de l'organe alimenté par

---

le canal présentant un déséquilibre. Cette information peut guider les thérapeutes vers la cause première d'un symptôme comme une inflammation de la peau en cas de psoriasis, et les aider à choisir la bonne combinaison de remèdes.

À Londres, à l'Alternative Centre (une clinique pionnière dans les traitements holistiques du psoriasis) on a trouvé que les tests Mora indiquaient que les patients psoriasiques présentaient de multiples déséquilibres. Sur les 126 patients ayant subi les tests, 115 montraient un déséquilibre aux poumons, 126 au côlon, 124 au système digestif et 125 au foie et aux reins.

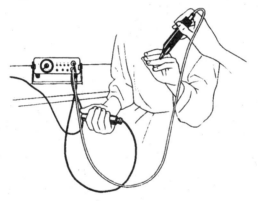

Figure 3   Unité de thérapie Mora

Comment se passe une visite chez le thérapeute naturel?

Bien que tous partagent plus ou moins les croyances décrites plus haut, vous avez de bonnes chances de rencontrer une grande diversité de pratriciens dans les thérapies naturelles. L'éventail est beaucoup

plus grand, semble-t-il, que chez les praticiens traditionnels: on en trouvera de très stricts et conventionnels, mais également de très simples, voire farfelus.

De même, les locaux ou les bureaux peuvent être
très différents. Alors que certains thérapeutes naturels présentent l'image professionnelle par excel-
lence, pratiquant dans une clinique avec réception-
niste et une aura de grande efficacité, d'autres peuvent vous accueillir et vous traiter chez eux, au beau
milieu de leur fatras domestique et de plantes vertes.
Souvenez-vous cependant que l'image n'est pas une
garantie d'expertise. Vous pourriez tout aussi bien
trouver un excellent thérapeute travaillant chez
lui en jeans et t-shirt, que dans une clinique bien
tenue vêtu d'un sarrau. (Voir Chapitre 10 pour savoir
comment trouver et choisir un thérapeute digne de
confiance.)

Les principes d'un thérapeute naturel mènent à
des approches qui peuvent différer de celles aux-
quelles vous a habitué votre médecin de famille. Par
exemple:

- Les consultations sont normalement plus longues.
  La première visite dure rarement moins d'une
  heure, quoique les visites pour un traitement dure-
  ront en moyenne 30 minutes.
- Il est possible qu'on vous pose une série de
  questions sur vous-même: vos émotions, votre travail, votre famille, vos relations, votre vie sociale,
  ce que vous mangez et buvez, et vos habitudes
  de sommeil et de relaxation. Cela est nécessaire
  pour que le thérapeute se fasse une idée juste de
  tous les éléments de votre vie, de façon à les relier
  à votre problème de santé.

- La thérapie pourrait fort bien comporter des conseils sur votre style de vie: régime alimentaire, exercices, sommeil, émotions, et ainsi de suite, en plus de médications spécifiques et de soins physiques.
- La thérapie ne sera pas nécessairement axée sur le problème pour lequel vous consultez. Elle pourrait tout aussi bien englober n'importe quel aspect où votre thérapeute détectera un déséquilibre.
- Les traitements peuvent prendre plus de temps à agir, parce qu'ils visent à soigner le problème à sa source, plutôt que de vous procurer un soulagement rapide des symptômes. Cela signifie qu'il vous faudra peut-être consacrer plus de temps – et de patience – à une thérapie naturelle qu'à une approche traditionnelle, et que vous devrez comprendre dès le commencement comment fonctionne votre thérapie, pour ne pas perdre vos illusions en cours de route.
- En général, on s'attendra à ce que vous soyez personnellement actif dans le processus de guérison et que vous commenciez à prendre plus de responsabilités en ce qui a trait à votre santé. Beaucoup d'approches naturelles exigent que vous changiez certaines choses dans votre vie.
- Le plus souvent, il vous faudra payer séparément les remèdes prescrits, que les thérapeutes eux-mêmes vous vendront sur place. Ils vous faudra payer un taux horaire pour leurs services, quoique plusieurs thérapeutes chargeront moins cher pour les personnes qui n'ont pas les moyens de payer plein tarif.

Guérir les crises

La plupart des thérapeutes ayant une approche holistique vous avertiront que vos symptômes risquent d'empirer avant que vous ne vous mettiez à prendre du mieux; il se pourrait même que de vieux symptômes réapparaissent. On appelle ce phénomène la « crise de guérison », et cela se produit parce que beaucoup des systèmes de médecine parallèle fonctionnent en forçant les défenses naturelles du corps à se battre encore et à rejeter les toxines ou infections qui causent la maladie. Il arrive souvent que cela se fasse assez brusquement, ce qui explique la recrudescence des symptômes. Mais la crise est habituellement de courte durée, et bien que parfois pénible, on considère que c'est un signe que les énergies de guérison se sont mises en œuvre pour contrecarrer la maladie.

Est-ce que les médecines naturelles fonctionnent?

Chez un grand nombre d'individus, les thérapies douces ont réussi. Mais il est difficile d'établir des preuves scientifiques solides, bien que l'accumulation de preuves pour plusieurs traitements devienne plus importante année après année. Par exemple, les chercheurs de l'université Glasgow en Écosse ont prouvé l'efficacité des remèdes homéopathiques pour le rhume des foins et l'arthrite en utilisant les mêmes tests de contrôle rigoureux que les compagnies pharmaceutiques. Mais on rencontre des difficultés particulières lorsque l'on veut tester les médecines parallèles de manière conventionnelle.

Les essais scientifiques comparent habituellement un groupe de patients auxquels on donne un traitement standard avec un groupe qui reçoit un placebo ou faux traitement. Mais dans la médecine douce, le même traitement serait rarement approprié à un groupe de personnes, parce que les thérapeutes prennent en compte toutes sortes de caractéristiques, et non seulement les symptômes. De plus, plusieurs thérapies – hypnose, méditation et acupuncture, par exemple – ne comportent aucune médication, et ne peuvent donc pas être remplacées par un placebo.

Il importe aussi de se rappeler que le psoriasis est une affection chronique qui, de par sa nature, est intermittente. Alors s'il arrive que vous entrepreniez une thérapie juste au moment où la crise commence à se résorber, le traitement pourrait sembler fonctionner de manière fantastique, alors que dans les faits, votre peau serait redevenue normale de toute façon.

Quoi qu'il en soit, les deux tiers des personnes ayant fait l'objet d'un suivi dans un centre de santé naturel britannique ont dit avoir noté quelque amélioration de leur état avec les traitements naturels. Et celles qui croyaient à la méthode avaient plus de chances d'en bénéficier. C'est peut-être que les thérapies douces sont plus efficaces contre le genre d'affection que l'on décrit souvent comme « les maux de la civilisation », c'est-à-dire le stress, la dépression, la migraine, les rhumatismes et les affections de la peau, alors que les médecines orthodoxes sont plus efficaces dans les cas « d'urgence », quand un soulagement rapide des symptômes aigus s'impose.

Que pensent les médecins des médecines naturelles?

L'attitude des médecins face aux médecines naturelles va d'un scepticisme total à un usage enthousiaste. Alors qu'une infime proportion les écarte d'emblée comme des techniques de charlatans, et qu'un nombre aussi restreint (mais croissant) s'initie aux techniques comme l'herboristerie, l'acupuncture, l'hypnose et l'homéopathie, la grande majorité se situe plutôt au milieu: les médecins sont très ouverts à certaines approches, moins convaincus pour d'autres, mais prêts à concéder qu'en général, les thérapies naturelles ne font pas de mal.

Les réserves les plus courantes concernant les médecines naturelles sont:

- le manque de recherches traditionnelles quant aux effets de plusieurs traitements;
- l'incapacité d'expliquer comment fonctionnent les thérapies en termes médicaux et scientifiques conventionnels;
- la possibilité de ne pas détecter des maladies sérieuses si les patients consultent un thérapeute sans formation médicale avant de voir un médecin;
- l'absence de réglementation en ce qui a trait aux qualifications et le manque de protection pour les patients, dans la plupart des disciplines parallèles.

Il y a, bien sûr, des précautions à prendre quand vient le temps de choisir un thérapeute, et même après avoir consulté. Nous en parlons au Chapitre 10.

CHAPITRE 7

Régime alimentaire et thérapies environnementales

L'utilisation de la nourriture, de l'eau et du soleil pour guérir votre peau

Plusieurs praticiens de médecines douces croient que la nourriture et les substances que nous consommons par inadvertance dans l'air que nous respirons et l'eau que nous buvons jouent un rôle majeur dans le psoriasis. Les aliments trop riches ou à haute teneur en protéines, les sucreries, l'alcool, les produits chimiques contenus dans les additifs alimentaires et la pollution, tout cela, disent-ils, ajoute une pression sur le foie et le système digestif. Les médecins plus traditionnels ont tendance à croire que le régime alimentaire n'est pas vraiment en cause; mais avec beaucoup d'attention, c'est là une théorie que vous pourriez vérifier par vous-même.

Pourquoi ce que vous mangez est-il important?

Cela va de soi que ce que vous mettez dans votre système digestif peut affecter son fonctionnement. Une nourriture difficile à digérer peut saboter la digestion et ne jamais être transformée convenablement. Certains aliments que nous ingurgitons forcent le foie à travailler très fort pour en extraire ce dont le corps a besoin et pour se débarrasser du reste.

Selon les nutritionnistes, les aliments à haute teneur en protéines sont particulièrement difficiles à digérer. Pour qu'ils se dégradent, les bactéries de l'intestin doivent produire une armée de composés toxiques connus sous le nom de polyamines. Mais des recherches ont démontré que les polyamines forcent aussi les cellules à accélérer le rythme auquel elles se divisent, et c'est ce qui arrive aux cellules de la peau dans le psoriasis.

La surcharge du foie est un autre de ces facteurs. Le foie a d'énormes réserves et avec le temps, les personnes à qui on a enlevé une partie du foie ou dont le foie a été endommagé à cause de la maladie, du stress ou de l'alcool peuvent guérir. Toutefois, le foie ne peut pas éliminer une surcharge constante en toxines, surtout s'il est dans un état d'affaiblissement. Les aliments gras, les viandes rouges, l'alcool et les additifs alimentaires créent leur propre fardeau de bactéries nuisibles alors qu'ils accomplissent leur lent parcours à travers le tube digestif. Les infections à levure comme le candidiasis ou « candidose » (que favorisent les régimes à haute teneur en sucre) produisent également des substances chimiques qui encouragent la division des cellules. Les partisans de cette théorie ajoutent que de nos jours, nous sommes sujets à de constants bombardements de substances toxiques provenant de sources extérieures comme les vaporisations des cultures et autres polluants environnementaux.

Lorsque le foie est surchargé, il laisse les toxines circuler librement dans le réseau sanguin et c'est alors que le corps cherche une autre manière de les éliminer, par exemple, à travers la peau.

En outre, les thérapeutes tenants de la naturopathie, l'une des disciplines parallèles qui insiste beaucoup sur un bon régime alimentaire, croient que les personnes souffrant de psoriasis ont des parois intestinales plus minces, résultant de problèmes comme des dommages au foie et aux reins, la constipation, les allergies alimentaires, les infections bactériennes, voire l'immunisation. Cela signifie que les toxines passent aisément à travers les parois intestinales, plutôt que d'être retenues et rejetées sans problème.

Régime alimentaire à base de légumes et à faible teneur en protéines

On dit souvent que les personnes ayant une alimentation typiquement occidentale mangent trop en ne se nourrissant pas assez. Elles ingurgitent trop de mauvais aliments (gras animal, sel, sucre, aliments transformés et friture) et trop peu de bons. Le conseil de base des thérapeutes de la nutrition aux psoriasiques est fort simple.

Diminuez votre apport en:
- aliments à haute teneur en protéines;
- aliments acides;
- produits transformés et raffinés comme la farine blanchie;
- plats très épicés et assaisonnés;
- desserts à base de sucre.

Mangez beaucoup de:
- fruits frais;
- légumes;
- grains entiers;
- légumineuses (pois et fèves).

Tous ces aliments contiennent beaucoup de vitamines, de minéraux et de fibres alimentaires et aident le système de transformation des déchets à travailler efficacement.

Plusieurs thérapeutes nutritionnistes conseillent d'éviter complètement les viandes rouges, les produits laitiers et les gras saturés, et de manger les aliments crus autant que possible. Quelques naturopathes disent que les aliments jaunes et verts – melon, fèves de soya, thé au safran, jus de carotte et algues – sont particulièrement bénéfiques à long terme, alors que la médecine chinoise recommande d'éviter tous les aliments rouges, parce qu'elle considère le psoriasis comme un état « rouge » ou « de feu ». Cela s'applique non seulement aux aliments de cette couleur, mais également aux aliments comme les piments et épices qui « mettent le feu » au corps. Les aliments difficiles à digérer surchauffent aussi le corps.

Manger pour aider votre peau

- Mangez fruits et légumes en grande quantité.
- Mangez plus de poissons « huileux »: maquereau, sardines, saumon, hareng.
- Consommez moins de gras animal, particulièrement dans les produits laitiers.
- Mangez moins de viande rouge.
- Consommez moins de sucre et de nourriture sucrée.
- Évitez les aliments très transformés et raffinés.
- Diminuez l'alcool et cessez de fumer.
- Prenez un supplément d'huile de poisson et un complexe vitaminé contenant du zinc, de la vitamine A et de la vitamine B complexe.

Les allergies alimentaires

Bien que les allergies alimentaires n'aient pas été aussi fortement reliées au psoriasis qu'à d'autres problèmes de peau comme l'eczéma, les réactions allergiques produisent des toxines qui stressent le système digestif autant que d'autres provenant d'autres sources. Les allergies peuvent empêcher l'estomac d'absorber efficacement la nourriture et bloquer les éléments nutritifs censés pénétrer le réseau sanguin. Même si le sang est rempli à craquer d'éléments nutritifs, les toxines absorbées dans l'environnement peuvent empêcher le corps de s'en servir convenablement.

Le gras animal, les aliments acides, le sucre, les épices, le sel, des stimulants comme l'alcool, le thé et le café et les boissons douces sucrées sont tous soupçonnés d'être des allergènes pour les psoriasiques.

Pour déterminer si un aliment affecte votre peau, il faut éviter d'en consommer pendant plusieurs jours en temps de crise, pour ensuite observer le résultat. Si vous notez un changement quelconque dans votre état, continuez pendant quelque temps. Mais il est important de vous rappeler que le psoriasis est une affection chronique et qu'elle présente toujours des périodes de crise et de rémission en alternance. Aussi, pour établir avec certitude qu'un aliment affecte votre peau, vous pourriez avoir besoin de l'éviter quelque temps, pour le réintroduire dans votre diète et l'éviter à nouveau pendant un certain temps, ce qui vous assurerait que le résultat noté n'est pas un effet de l'alternance des accès et des guérisons.

Une version plus draconienne de cette technique consiste en l'exclusion ou en l'élimination d'un aliment. On peut entreprendre ce genre de régime lorsque l'on n'a enregistré aucun résultat après avoir évité les allergènes courants. Cela signifie ne manger qu'une sélection limitée d'aliments insipides et ennuyeux (un classique du genre est fait d'eau bouillie, d'agneau, de riz et de poires pelées) jusqu'à ce que les symptômes se calment (environ trois semaines), puis d'y ajouter un aliment à la fois, tout en prenant note de tout changement dans vos symptômes. Tout régime d'exclusion doit être entrepris avec la supervision de gens qualifiés, parce que cela peut dangereusement priver votre corps d'éléments nutritifs.

Les régimes d'exclusion peuvent entraîner divers problèmes. Ils peuvent mener à une intensification temporaire des allergies ou à des symptômes de retrait désagréables et déroutants. Ils peuvent causer de nouvelles susceptibilités, dues à une surconsommation des aliments permis, et ils n'aideront pas toujours à identifier l'allergie même si elle est là, parce que l'effet d'un allergène peut prendre du temps à se manifester. Il en résulte que la plupart des médecins traditionnels accordent peu de crédit à ce genre de régime.

Désintoxication

Certaines recherches ont montré que le fait de procéder à une désintoxication pour se débarrasser des toxines accumulées avant de s'attaquer à une nouvelle diète peut apporter de meilleurs résultats. Cela se traduit habituellement en un jeûne de deux ou trois jours – ne rien manger, et boire seulement des jus de fruits et de légumes ou des tisanes –, suivi d'un régime à base de fruits auquel on ajoute graduellement d'autres aliments de la nouvelle diète, pour une durée de quelques jours, voire quelques semaines.

Certaines personnes disent que des traitements comme l'irrigation du côlon, où l'intestin est nettoyé en douceur avec de l'eau chaude, aident le processus de désintoxication, quoique la plupart des médecins soient très sceptiques.

Avant d'entreprendre un jeûne, une diète d'exclusion ou la prise de suppléments, il est absolument nécessaire de demander l'avis d'un nutritionniste d'expérience. Vous devriez également subir un examen médical complet, pour vous assurer que vous ne souffrez pas de quelque maladie qui pourrait s'aggraver si votre système est affaibli. Souvenez-vous également que certains suppléments nutritionnels peuvent interagir avec des médicaments de prescription: par exemple, des doses massives de vitamine C peuvent réduire l'effet des médicaments pour le cœur. Alors prenez la peine de vérifier avant de commencer.

Les produits laitiers

Quand il s'agit de psoriasis, certains praticiens croient que les produits laitiers sont la cause de tous les problèmes. Ils disent qu'ils sont difficiles à digérer et qu'ils passent trop de temps dans le corps, permettant ainsi aux toxines de s'accumuler. Leurs matières grasses collent aux parois de l'estomac, empêchant les éléments nutritifs de traverser le réseau sanguin et privant d'autres organes des minéraux dont ils ont besoin. On croit également que le lait de vache cause une surproduction de mucus, et un grand nombre de personnes semblent être allergiques au lactose (sucre du lait). Les allergies aux produits laitiers ont été associées à d'autres problèmes – eczéma, asthme, migraine, maladies des articulations et du sang et hyperactivité –, mais la plupart des cas les reliant au psoriasis restent anecdotiques.

L'alcool

Le fait de boire de l'alcool contribue sans contredit à aggraver le psoriasis. Des recherches montrent que les personnes souffrant de psoriasis ont tendance à boire plus que d'autres, quoique cela ne signifie pas que l'alcool cause la maladie. Cela peut tout aussi bien indiquer que les psoriasiques se tournent vers l'alcool parce qu'ils sont seuls et malheureux.

L'histoire de Jacqui

Jacqui était une adepte d'une saine alimentation. Elle ne mangeait jamais d'aliments transformés ou raffinés; elle prenait des vitamines et des suppléments minéraux, et elle faisait beaucoup d'exercice. Son seul « vice » était un occasionnel verre de vin rouge dans la soirée. Mais si elle buvait un verre plusieurs soirs de suite, son psoriasis s'activait. Elle n'avait absolument rien d'un gros buveur, mais son foie était assez faible pour réagir à une surcharge minime causée par un verre de vin. La solution, dans son cas, était simple.

Ajouter des suppléments à votre régime

De nombreux nutritionnistes conseillent aux personnes atteintes de psoriasis de compléter leur régime alimentaire en prenant une variété de vitamines, de minéraux et d'huiles. Certains de ces conseils sont soutenus par des preuves concrètes, bien que dans la plupart des cas, jamais à la satisfaction du corps médical.

Il faut se souvenir que les suppléments sont des produits chimiques en eux-mêmes, et qu'ils peuvent provoquer autant de problèmes d'équilibre que ceux que nous consommons accidentellement. Alors renseignez-vous sur les suppléments que vous pouvez prendre ensemble et ne dépassez pas la dose prescrite.

Huile de poisson et huile d'onagre

Les huiles de poisson ont la réputation d'être bénéfiques à cause de leur haute teneur en acide eicosapentaenoïque (EPA). C'est l'un des ensembles de composés appelés acides gras essentiels. Certains nutritionnistes croient que le psoriasis survient lorsque les niveaux des huiles essentielles grasses du corps sont mal équilibrés, c'est-à-dire que ce dernier contient trop d'un type d'huile et pas assez d'un autre.

Des recherches ont montré que la peau des psoriasiques présente des niveaux élevés de leucotriènes. Ces composés (qui causent l'inflammation) sont produits par un acide gras essentiel appelé acide arachidonique. On le trouve exclusivement dans le gras animal, et c'est la raison pour laquelle les nutritionnistes suggèrent que les personnes souffrant de psoriasis réduisent leur consommation de gras animal au strict minimum. Ils suggèrent aussi de prendre de l'huile de poisson, parce que l'EPA qu'elle contient semble neutraliser l'acide arachidonique, en plus de ralentir la production de leucotriènes tout en réduisant l'inflammation.

Dans le cas de l'huile d'onagre, l'acide gras essentiel qu'elle contient, l'acide gammalinoléique, maintient le niveau des « bons » acides gras en les empêchant de se transformer en acides arachidoniques.

Par exemple, une recherche danoise menée auprès de 17 patients psoriasiques traités avec une combinaison d'huile de poisson et d'huile d'onagre, a montré qu'après quatre mois, 2 patients n'avaient pratiquement plus de symptômes, 8 affichaient une amélioration modérée, 4 une légère amélioration, tandis que sur les 3 derniers, le traitement n'avait produit aucun effet. Toutefois, d'autres recherches ont montré des bienfaits minimes.

Mais des recherches sur le coaltar, utilisé pendant des années pour soigner le psoriasis, semblent venir appuyer cette théorie, parce que le coaltar a le pouvoir de hausser les niveaux de « bons » acides gras dans le corps.

Le zinc

Le zinc agit dans le contrôle des inflammations et dans la stimulation du système immunitaire. De nombreuses recherches ont démontré que le zinc peut aider les affections de la peau, et certains praticiens recommandent d'en prendre des doses massives (de 30 à 40 mg par jour) sur de longues périodes. Toutefois, la prise de zinc seul peut réduire l'apport d'autres minéraux comme le cuivre. Aussi est-il plus sensé de prendre un complexe vitaminé ne contenant pas plus de 15 à 20 mg de zinc élémentaire.

L'acide fumarique

L'acide fumarique se forme sur votre peau lorsque vous vous exposez aux rayons du soleil, mais il semble que les personnes atteintes de psoriasis doivent passer beaucoup de temps au soleil pour produire cette substance. Des recherches menées auprès de patients psoriasiques qui prenaient des suppléments d'acide fumarique ont montré de bons résultats. Huit patients sur dix ont montré une amélioration, et six sur dix ont été complètement guéris (ils doivent cependant continuer d'en prendre). Mais on a également observé chez ces personnes de légers changements dans le fonctionnement du foie et des reins, c'est pourquoi la supervision d'un professionnel est absolument indispensable.

De plus, cette thérapie exige de la patience, puisqu'elle peut prendre jusqu'à trois mois avant qu'on n'en ressente les effets. On augmente la dose graduellement, commençant par une capsule de 500 mg par jour pour les deux premières semaines, puis augmentant la dose à 2 capsules les deux semaines suivantes, et ainsi de suite, jusqu'à un maximum de 7 capsules par jour.

Certains patients ont une sensation de chauds picotements sur la peau du cou et des épaules pendant environ 15 minutes. Les thérapeutes disent que cela signifie que la réaction attendue est en train de se produire. Après les 14 premiers jours, les démangeaisons peuvent être plus importantes sur la peau, et les mains et les pieds peuvent enfler légèrement.

Encore une fois, cela est censé prouver que la thérapie fonctionne, mais parlez-en à un thérapeute si cela dure plus que quelques jours. Quand l'apparence de la peau s'est considérablement améliorée, la dose peut être réduite à une ou deux capsules quotidiennement.

D'autres suppléments

De nombreux thérapeutes croient que bien que le choix d'aliments soit beaucoup plus varié de nos jours, les conditions de stress dans lesquelles nous vivons et la façon dont nous préparons nos repas font que nous accusons toujours des carences en vitamines et minéraux importants. On croit en général que les suppléments suivants peuvent aider à soigner le psoriasis:

- vitamine A: 10 000 IU trois fois par jour, six jours par semaine, pour ralentir le rythme de division des cellules;
- vitamine B complexe: 100 mg deux fois par jour pendant les repas, pour combattre les dommages causés aux organes par le stress;
- vitamine D: 400 IU par jour, pas vraiment une vitamine, mais une hormone produite par le corps sous l'action du soleil; maintenant un composant des traitements traditionnels du psoriasis, associé à l'efficacité de la climatothérapie (voir page 107);
- spiruline: une algue riche en oligoéléments;
- sels tissulaires: *silica, nat sulph, kali phos, ferr phos, calc sulph.*

La naturopathie

L'approche globalisante et la philosophie générale de la naturopathie sont reconnues pour être particulièrement efficaces en ce qui a trait aux maladies de la peau. Les naturopathes utilisent un mélange complexe de thérapie nutritionnelle, d'homéopathie (voir page 143), de médecine botanique, de manipulations de la colonne vertébrale, d'hydrothérapie et d'exercices physiques et mentaux. Ils attachent une grande importance à une saine alimentation, à l'exercice physique, à un style de vie naturel et à la pensée positive. Les bons thérapeutes sont généralement très bien vus du corps médical.

La thérapie de première ligne pour les maladies de la peau consiste généralement en un changement dans le régime alimentaire, à partir de renseignements que le thérapeute recueille en posant des questions précises, non seulement concernant ce que vous mangez, mais aussi concernant votre manière de penser et de vous sentir, vos relations, vos activités et votre style de vie. On pourrait vous demander de désintoxiquer votre système en jeûnant pendant trois ou quatre jours, c'est-à-dire en buvant seulement de l'eau ou des jus de fruits ou de légumes. Ce jeûne sera suivi de recommandations pour une diète à long terme, selon les modalités décrites dans la section des diètes que vous trouverez plus bas.

Les naturopathes croient que la maladie se déclare quand la « force vitale » d'une personne est affaiblie ou déséquilibrée. Ils croient également que cet état est le plus souvent dû à un style de vie déficient: trop de stress, une nourriture où abondent les produits chimiques, la pollution environnementale, pas assez d'air frais et d'exercice physique.

Ils croient que le corps tentera toujours de se soigner et de retrouver l'harmonie par lui-même. Plutôt que d'assommer les symptômes avec des médicaments, ils préfèrent se servir de ces symptômes pour identifier les causes sous-jacentes des problèmes et ainsi aider le corps à se guérir lui-même. Si le corps peut guérir des os brisés, ils estiment qu'il peut probablement s'arranger avec d'autres maladies si on lui en donne la chance.

Les thérapies nutritionnelles

Les thérapeutes de la nutrition croient que la plupart des gens, même les adeptes d'une saine alimentation, présentent des carences nutritionnelles dues à un régime déséquilibré, aux allergies alimentaires, à des problèmes survenus très tôt – comme les maladies infantiles –, à des situations stressantes de la vie, au stress environnemental. Ils s'appliquent à identifier et à corriger ces carences en se concentrant sur trois facteurs importants:

- les allergies alimentaires ou environnementales;
- les surcharges toxiques résultant de l'exposition aux métaux lourds et aux produits chimiques présents dans l'environnement;
- la capacité réduite du système digestif et des organes à éliminer les toxines.

Pour identifier les carences en vitamines et en minéraux, les thérapeutes se servent souvent de tests sanguins spéciaux et d'analyses des cheveux, tout en recueillant des informations personnelles détaillées sur leurs patients. Les traitements prennent alors la forme de changements de régime et de suppléments alimentaires. La désintoxication (voir page 94) est souvent utilisée en tout premier lieu, et la diète qui suivra peut être fort radicale dans les premiers temps. Cependant, les thérapeutes sont entraînés à motiver et à conseiller, et la plupart des gens trouvent plus facile de suivre un régime une fois qu'ils commencent à enregistrer des résultats.

De nombreuses recherches très sérieuses ont démontré que la médecine nutritionnelle est bénéfique, particulièrement pour les personnes souffrant de maladies chroniques. En Angleterre, une recherche menée auprès de 300 patients du National Health Service, traités par un thérapeute de la nutrition entre 1990 et 1993, indique que 54 % des patients présentant des problèmes de peau ont noté une amélioration « durable » de leur condition.

L'histoire du docteur Ann

Le docteur Ann, un médecin généraliste souffrant de psoriasis, consulta un thérapeute de la nutrition après avoir essayé de concevoir une diète pour contrôler sa peau. Elle avait essayé d'éliminer certains aliments, mais il s'était avéré que tout ce qu'elle mangeait pouvait causer une crise. Le thérapeute diagnostiqua un foie gravement perturbé. Près de 50 différents groupes d'aliments furent identifiés comme des poisons que son foie était incapable de combattre.

On prescrivit au docteur Ann un régime de rotation, conçu pour réduire les contacts avec les toxines alimentaires et pour donner au foie la

---

chance de récupérer. Par exemple, elle pouvait manger du riz le lundi, du millet le mardi, des lentilles le mercredi, et ainsi de suite. Les aliments sélectionnés étaient ceux qui lui causaient le moins de problèmes.

Environ six semaines après le début de ce régime très restrictif, sa peau avait pris du mieux et elle put se permettre de suivre une diète un peu plus souple, quoiqu'elle dut rester très prudente pour ne pas surcharger son foie. Six mois plus tard, le foie du docteur Ann était rétabli et sa peau était intacte, et elle le demeura aussi longtemps qu'elle évita trois ou quatre aliments qui avaient finalement été identifiés comme les principaux responsables de son état.

L'écologie clinique

Les écologistes cliniques croient que les affections, telles le psoriasis, sont le résultat de réactions à l'environnement dans lequel nous vivons. Ils disent que nos styles de vie modernes sont loin des conditions primitives pour lesquelles les humains sont biologiquement programmés; et que les substances toxiques que nous rencontrons aujourd'hui dans l'environnement – le plomb dans l'eau des robinets, les additifs alimentaires, les pesticides et polluants industriels – ont dépassé la faculté d'adaptation de notre corps.

Bien que nous puissions nous adapter à ces attaques de stress et de pollution pendant quelque temps, il vient un temps où cela est trop et où le corps est « sensibilisé » à n'importe quel produit chimique très répandu, et c'est alors qu'il s'effondre d'une manière ou d'une autre. Cela arrive souvent quand le système immunitaire a été affaibli par une infection virale comme la grippe ou la mononucléose.

Les écologistes cliniques associent plusieurs maladies modernes – obésité, asthme, psoriasis, eczéma, rhume des foins, migraine, arthrite et inflammation du côlon – à cet accroissement de la sensibilité. Il se peut que la sensibilité ne soit pas la même que dans un cas d'allergie, alors que le système immunitaire réagit à une attaque de l'extérieur. Cela peut être dû au fait que la pollution environnementale accroît la demande en éléments nutritifs du corps, entraînant une carence en vitamines et minéraux vitaux pour la santé. Cela peut mener à une anomalie de l'intestin, qui empêche la nourriture de se dégrader correctement; cela peut aussi priver le corps de tous les éléments nutritifs dont il a besoin, et que vous croyez lui donner dans les aliments que vous mangez. Malgré tout, plusieurs patients réagissent lorsque leur sensibilité est traitée de la même manière qu'une allergie, c'est-à-dire en identifiant la substance qui cause le problème et en essayant de l'éviter.

Il arrive parfois qu'une personne ait ce que l'on appelle une « sensibilité masquée », alors que des symptômes causés par une sensibilité multiple apparaissent graduellement, chacun facilitant le développement de l'autre lorsque les mécanismes de défense sont affaiblis. Si l'on ajoute à cela des influences, telles le stress ou le surmenage, le corps devient incapable de continuer à combattre.

Comme il n'est pas facile de découvrir exactement à quoi réagit un individu, les écologistes cliniques utilisent une gamme de tests spécialisés, incluant:

- tests d'allergènes: un allergène est soit placé sur la peau sous forme de pansement adhésif, ou donné en injection sous-cutanée pour voir s'il y aura une réaction;
- tests RAST: le sang est examiné pour découvrir certains anticorps;
- tests cytotoxiques: les globules blancs dans un échantillon de sang sont exposés à des allergènes suspects;
- tests du pouls: enregistrement des pulsations avant de manger des aliments suspects et à certains intervalles après en avoir mangé;
- tests vega: enregistrement de courants électriques dans le corps à des points d'acupuncture spécifiques.

Habituellement, le traitement consistera à la fois à contrôler le régime pour éviter les substances coupables et permettre au corps de se désensibiliser, et à donner des suppléments de minéraux et de vitamines qui permettront de contrecarrer les déséquilibres causés par une demande trop grande. Comme il est très difficile d'éviter les substances contenues dans l'air et dans l'eau, cela peut représenter un problème, quoique les praticiens peuvent vous conseiller sur les manières de réduire les effets de la pollution, par exemple en prenant des vitamines antioxydantes.

Les médecins traditionnels sont souvent très sceptiques quant aux méthodes d'analyse et aux traitements des écologistes cliniques, et jusqu'ici, il existe peu de preuves scientifiques qui viennent les appuyer. Malgré tout, certaines personnes croient que leurs bienfaits sont parfois presque miraculeux.

La climatothérapie

Quoi qu'il en soit, l'environnement ne joue pas toujours contre nous. La climatothérapie – l'utilisation du soleil, des eaux de source et des boues riches et minéraux – a donné certains des effets à long terme les plus convaincants en ce qui a trait au psoriasis.

La cure de la mer Morte

La mer Morte, entre Israël et la Jordanie, a l'une des meilleures réputations en ce qui a trait aux traitements du psoriasis, qu'ils soient parallèles ou traditionnels. D'importantes recherches menées par des dermatologues internationaux montrent que la peau de 85 à 90 % des psoriasiques a été soit totalement guérie, soit grandement améliorée par une exposition de trois ou quatre semaines dans l'une des cliniques de l'endroit. Des recherches démontrent que les symptômes de certains patients ont disparu pendant huit mois et demi en moyenne, alors que d'autres ont noté des périodes de rémission plus courtes, soit entre trois et six mois. Et lorsque les symptômes commencent à réapparaître, la plupart des patients les trouvent plus légers. Des recherches sur des personnes atteintes d'arthrite psoriasique ont montré que plus de 75 % n'ont aucun symptôme aux articulations après quatre semaines de traitements dans les eaux de la mer Morte.

Ce succès s'explique par une combinaison de facteurs, tous relevant du climat inhabituel de la région.

La mer Morte – ainsi nommée parce qu'elle contient dix fois plus de minéraux que les autres mers (rien, ou presque, ne peut y vivre) – est l'endroit le

107

plus bas de notre planète, situé à 400 m (1335 pi) en-dessous du niveau de la mer, ce qui fait qu'elle possède une couche additionnelle d'atmosphère. Comme elle jouit d'une haute pression atmosphérique et d'un très faible taux d'humidité, c'est l'un des endroits les plus secs sur la terre, avec plus de 330 journées ensoleillées par année.

Tous ces facteurs climatiques font que les eaux de la mer Morte s'évaporent très rapidement. Cela crée une légère brume qui flotte au-dessus de toute la région. Cette brume procure un filtre naturel pour les rayons UVB du soleil, qui sont le type de rayons les plus bénéfiques pour le psoriasis. Mais ces courts rayons UVB doivent être contrôlés de façon à ne pas brûler la peau, tout en permettant aux rayons UVA, plus longs, qui bronzent plutôt que de brûler, de l'atteindre. Des recherches ont démontré que la lumière du soleil atteignant la ville israélienne de Beer Sheva, pas très loin de la mer Morte mais située à une hauteur de 280 m (935 pi) au-dessus du niveau de la mer, brûlait quatre fois plus que celle qui atteignait la municipalité de Ein Bokek, sur les rives de la mer Morte, près de 700 m (2335 pi) plus bas.

Comme le soleil aide à améliorer la peau de la majorité des personnes souffrant de psoriasis, ce climat unique signifie qu'elles peuvent exposer leur peau beaucoup plus longtemps, sans danger de coup de soleil.

Cette brume magique présente une autre caractéristique: elle contient une grande quantité de brome, un minéral connu pour ses effets calmants sur le système nerveux, et utilisé dans de nombreux médicaments sédatifs. La mer Morte elle-même contient 50 fois plus de brome que les autres océans et 15 fois plus de magnésium, connu pour son influence antiallergique sur la peau et les poumons.

De surcroît, l'air dans la région de la mer Morte est plus riche en oxygène que n'importe où ailleurs dans le monde. Il n'y a à peu près pas de pollution ou d'allergènes dans l'air et l'humidité très basse accroît l'activité métabolique du corps, ce qui fait que les gens se sentent rafraîchis et revigorés. Tous ces facteurs facilitent la relaxation si vitale pour les psoriasiques.

Mais ce ne sont pas seulement le soleil et l'air qui ont des effets positifs sur la peau. L'eau de la mer Morte aide également, de même que la boue. Son contenu très élevé en minéraux permet de flotter à un point tel que vous pouvez vous y asseoir tout comme vous le feriez dans un fauteuil. L'eau vient contrebalancer le poids du corps et vous permet de flotter sans aucun effort. Cela est particulièrement bénéfique aux gens souffrant d'arthrite, incluant l'arthrite psoriasique, parce que l'eau prend le relais et fait bouger vos membres pour qu'ils retrouvent leur flexibilité.

Les réservoirs de boue, riches en sels absorbés par le lac et les produits hormonaux contenus dans les algues boueuses, se trouvent près des sources chaudes dans un petit patelin appelé Ein Gedi. Vous pouvez vous enduire le corps avec cette boue, vous rouler dedans, ou vous faire envelopper dedans et recouvrir avec une pellicule plastique. Ces traitements sont particulièrement bons pour les gens souffrant d'arthrite psoriasique.

Les chercheurs israéliens ont dénombré 146 arthritiques qui se baignaient dans la mer Morte et ajoutaient à cela des traitements à la boue et des bains de soufre, et dont la condition s'était grandement améliorée, comparativement à 20 patients qui fai-saient uniquement la cure de la mer Morte.

Peu importe comment vous vous exposez aux eaux de la mer Morte, elles ont la réputation d'agir de façon thérapeutique de diverses manières.

Les chercheurs ont trouvé que la chaleur de l'eau agrandit les vaisseaux sanguins, accélère la circu-lation et fait baisser la pression sanguine tout en augmentant la température du corps. Ils croient que les produits chimiques dissous dans l'eau améliorent l'équilibre chimique de la peau. Par surcroît, la lourdeur de l'eau a pour effet d'accroître l'activité cardiaque et de favoriser une respiration plus pro-fonde, tout en stimulant la relaxation.

Selon les scientifiques, les bienfaits psycholo-giques que le contact avec d'autres personnes souf-frant de la maladie apporte aux psoriasiques, en leur permettant de relaxer et de socialiser avec des gens qui les comprennent, seraient un autre élément important de la « cure ». Et comme les cliniques sont situées dans des hôtels avec des installations sportives et de loisirs, les gens sont très loin de l'environnement d'un hôpital et n'ont pas la sensa-tion constante d'être malades, voire bizarres.

Une thérapie quotidienne de bains de soleil – sans la peur d'entendre des commentaires désobligeants ou des insultes –, des bains dans l'eau chaude revi-gorante, et le fait de prodiguer à la peau des traite-ments naturels réconfortants, tout cela peut sembler paradisiaque, comparé à la vie à la maison.

La plupart des gens auront besoin de trois ou qua-tre semaines de thérapie quotidienne pour enregistrer une amélioration durable de leur condition. Certaines personnes ont noté de bons résultats après seulement

14 jours, mais en général cette amélioration ne dure pas très longtemps. La réussite et les effets à long terme des thérapies climatiques de la mer Morte les placent parmi les traitements pharmacologiques les plus efficaces qui soient. Et il y a un autre avantage: ils ne semblent pas présenter d'effets secondaires négatifs. On laisse parfois supposer que les traitements UVB pourraient augmenter les risques de cancer de la peau, mais jusqu'ici, nous n'avons aucune preuve en ce sens.

La vie dans un hôtel de la mer Morte coûte cher, mais cela peut s'avérer plus économique que d'innombrables visites à l'hôpital et des médicaments coûteux, sans mentionner les effets psychologiques et sociaux des soins à long terme, et la possibilité de perdre son emploi. Des pays comme le Danemark, l'Allemagne et l'Autriche ont étudié la chose avec grand intérêt, et les services de santé de ces pays utilisent maintenant les fonds publics pour défrayer les coûts des traitements de la mer Morte pour leurs citoyens. Aux États-Unis et dans certaines parties de l'Europe (mais pas en Grande-Bretagne), les compagnies d'assurance-vie de particuliers acceptent souvent les réclamations pour ce genre de traitements de soleil, d'eau et de boues riches en minéraux, communément appelés « climato-thérapie ».

L'histoire du père José

Le père José s'était battu contre son psoriasis pendant 24 ans, et la maladie affectait plus de 60 % de sa peau. Il avait consulté plus de 20 spécialistes en Espagne, en France et en Italie. Chaque visite se terminait par une prescription qui, invariablement, incluait un onguent à base de stéroïdes, des pilules de vitamine A et une pommade de goudron à l'odeur nauséabonde.

Tout cela accompagné évidemment d'honoraires exorbitants et d'un prochain rendez-vous ferme, puisque « le psoriasis fait de nous des clients perpétuels », dit le père José.

Puis un jour il lut un article sur la mer Morte. Cela lui sembla coûteux, mais il calcula qu'il dépensait au moins le coût du voyage en pommades, en visites chez le médecin et en transport. La sécurité sociale lui remboursait quelques-unes de ces dépenses, mais les traitements n'avaient fait aucune différence sur sa peau. Alors en 1980, il décida d'essayer la mer Morte.

Dans le petit village de Ein Bokek, il se baigna dans les eaux minérales et s'exposa nu au soleil pour la première fois depuis des années. Après quatre semaines, ses bras, ses jambes et son corps étaient à peu près revenus à la normale et il restait seulement quelques rares traces de squames.

« De retour à la maison, j'avais l'impression de revivre. Je n'avais jamais noté une telle amélioration en 24 ans. La maladie disparut pendant deux bons mois, et quand elle réapparut au cours du troisième mois, elle était beaucoup moins grave qu'avant. »

Le père José est retourné à Ein Bokek plusieurs fois et sa condition s'est grandement améliorée.

« À présent, l'empoisonnement à la cortisone (stéroïdes) de mes jambes a presque disparu, et la formation de cellules s'est ralentie. Depuis mon premier jour à la mer Morte, je ne suis jamais retourné voir un dermatologue et je n'ai plus jamais acheté un seul tube d'onguent. »

L'histoire de Michelle

Michelle souffrait de psoriasis depuis 24 ans et avait à peu près tout essayé: crèmes stéroïdes, PUVA, cures thermales, homéopathie, mais en vain. Elle souffrait également d'arthrite psoriasique et avait déjà eu deux opérations au genou droit, et elle prévoyait se faire opérer le genou gauche.

« J'étais complètement désespérée, Israël était ma dernière chance », dit-elle.

Après seulement quelques jours à la mer Morte, sa peau commença à s'améliorer, et après deux semaines, elle était complètement guérie. Le plus surprenant, ses articulations commencèrent à prendre du mieux au point qu'elle put marcher normalement. Les opérations à son genou gauche furent remises à plus tard, et un an après son séjour, l'état de ses genoux continuait à s'améliorer.

Autres centres de « cures »

Il existe d'autres endroits qui offrent des cures, à part Israël. Par exemple, on dit que le Lagon Bleu en Islande peut améliorer le psoriasis, bien que l'eau en elle-même provienne d'une station électrique géothermale en amont. Et les sources thermales à travers toute l'Europe, particulièrement en Allemagne, en Autriche et en Finlande, ont la réputation d'aider le psoriasis.

En Turquie, les célèbres piscines d'Anatolie centrale, où le « docteur poisson » mordille et lèche les plaques des malades, sont censées être efficaces, mais vu les risques de transmission de l'hépatite et du VIH, l'endroit n'est pas vraiment recommandable.

En Grande-Bretagne, plus précisément à Colchester, dans l'Essex, un centre de santé se spécialise dans les traitements de la mer Morte, incluant les enveloppements avec la boue de la mer Morte et les bains minéraux.

Faites-le vous-même

Si vous ne pouvez vous rendre à l'une ou l'autre des ces destinations exotiques, vous pouvez essayer de faire vos propres « eaux thérapeutiques », à base de plantes médicinales. Par exemple, 250 g (8 oz) de sel de mer, une cuiller à soupe de vinaigre de cidre, 15 g (1/2 oz) de fleurs de camomille et 250 g (8 oz) d'avoine. Les deux derniers ingrédients doivent être bouillis environ 5 minutes (vous voudrez peut-être les mettre dans un sac de mousseline, plutôt que de voir tous les morceaux flotter dans votre bain). Ajoutez le tout à l'eau du bain et laissez-vous tremper dans ce mélange pendant environ 20 minutes – n'utilisez pas de savon ou de sels de bain – puis séchez-vous doucement et appliquez de l'huile de « chicko » (une combinaison d'huiles de mouron blanc, d'olive et d'amande) sur vos plaques de psoriasis. Il est préférable de prendre ces bains avant d'aller au lit, et de bien vous envelopper après pour aider les ingrédients à pénétrer les pores de la peau.

Les sels de la mer Morte – vrais ou synthétiques – que vous pouvez acheter et ajouter à votre bain ont également prouvé leur efficacité. Les sels d'Epsom dans le bain peuvent également aider à stimuler la circulation et à éliminer les toxines, mais ne les utilisez pas si vous vous sentez faible ou fragile. Vous pouvez aussi vous étendre dans un bain auquel vous aurez ajouté un liquide à base de tourbe, d'origine autrichienne, une solution boueuse et d'odeur plutôt désagréable riche en minéraux. Elle a la réputation d'aider à soulager les maladies de la peau comme le psoriasis.

CHAPITRE 8

Traiter l'esprit et les émotions

Thérapies pour mettre votre esprit à votre service

Pendant longtemps, les gens ont pensé que l'esprit et le corps fonctionnaient séparément et que l'un ne pouvait affecter l'autre. À partir de cette philosophie, les médecins traditionnels se concentrèrent sur le traitement des symptômes des maladies et accordèrent peu d'attention à ce que la personne vivait.

Mais de plus en plus, les recherches dans le domaine des sciences médicales montrent ce que de nombreux thérapeutes non traditionnels croyaient instinctivement depuis le début, soit que la santé du corps et celle de l'esprit sont intrinsèquement reliées et que les deux doivent être pris en compte pour jouer un rôle curatif dans les problèmes de santé.

À chaque jour, nous avons des preuves de ce lien « corps/esprit »: par exemple, la seule idée de sucer un morceau de citron nous fera saliver. Et les sportifs sont souvent capables de faire abstraction de blessures graves parce qu'ils sont totalement concentrés sur le jeu. C'est seulement au coup de sifflet annonçant la fin de la partie que l'esprit leur permet de ressentir la douleur. Une autre illustration de ce lien est le fait que les gens qui croient boire de l'alcool se comportent comme s'ils étaient ivres, même si, en vérité, leurs boissons ne sont pas alcoolisées. On appelle cette réaction l'effet placebo.

L'effet placebo

En médecine, il y a effet placebo quand la confiance de la personne en son traitement ou en son thérapeute est tellement puissante que le traitement fonctionne à tout coup peu importe sa nature. Il arrive souvent que les chercheurs analysent les effets d'un médicament en comparaison d'un comprimé de sucre semblable (le placebo) pour essayer de trouver les vrais bienfaits du médicament.

Par exemple, des recherches sur l'effet de la morphine, l'une des substances disponibles les plus puissantes pour enrayer la douleur, ont montré que 70 % des personnes étaient soulagées par une seule dose du médicament. Mais 35 % de ceux à qui on avait donné une dose du placebo ont affirmé avoir ressenti un soulagement semblable. Ce qui laisse à penser que la moitié de l'effet de la morphine pourrait être attribuable à la force de l'esprit.

Bien sûr, cela va sans dire que cette faculté peut également produire l'effet contraire et que le traitement pourrait ne pas donner de si bons résultats pour celui dont l'attitude serait négative ou qui manquerait de confiance en son praticien. Par exemple, la tension artérielle de nombreuses personnes monte lorsque c'est un médecin qui la prend plutôt que quelqu'un d'autre. On appelle ce phénomène « l'hypertension du sarrau blanc ». Une cause possible de cette réaction serait que ces personnes accordent plus d'importance à l'intervention d'unmédecin – et dès lors se sentent plus nerveuses – qu'à celle d'autres professionnels de la santé.

Les médecins traditionnels qualifient souvent les effets des médecines naturelles de « simples effets placebo », et se sentent mal à l'aise d'utiliser une thérapie dont les résultats ne peuvent pas être expliqués par les méthodes de recherche scientifique courantes, même si, tel que nous en avons parlé au chapitre 6, il est presque impossible d'étudier les médecines naturelles de la même manière qu'on le fait pour les thérapies médicamenteuses traditionnelles. Cela peut paraître un peu étrange, car que peut-il y avoir de mieux que de ne « rien » prendre et de laisser l'esprit faire le reste? Toutefois, les critiques des médecines naturelles se plaisent à dire que les patients peuvent payer très cher pour ce « rien ».

La chimie de l'esprit

Qu'est-ce que le lien entre corps et esprit peut bien avoir à voir avec la peau, vous demandez-vous? Et bien, de nombreux praticiens de médecines douces croient que la maladie de l'esprit est à la source de la mauvaise santé et que les symptômes physiques sont là pour nous avertir de facteurs psychologiques ou émotionnels que nous n'avons pas identifiés ou avec lesquels nous n'avons pas su composer dans notre vie. En d'autres mots, la peau, croient-ils, est le reflet de l'état de santé physique et émotionnel interne de la personne.

Jusqu'à tout récemment, cette théorie a été jugée absurde par de nombreux praticiens traditionnels. Mais les chercheurs commencent à trouver des preuves cliniques évidentes de cette interaction entre corps et esprit. En étudiant la composition du système immunitaire, du système nerveux et de l'esprit, ils ont découvert que les émotions et les pensées peuvent causer des changements chimiques spécifiques dans le corps et que ces changements affectent les messages envoyés au système immunitaire.

Cela signifie que si les personnes sont bouleversées, se sentent rejetées, seules ou tendues, ou si elles manquent de confiance ou répriment des émotions de jalousie, de peur ou d'aversion, ces émotions négatives pourraient entraver la capacité du corps à rester en bonne condition et à l'abri des infections.

D'autre part, cela suggère également que des attitudes positives et disposition d'esprit constructive peuvent entraîner l'effet contraire et avoir des répercussions très positives sur la santé. Par exemple, des recherches menées auprès de femmes atteintes de cancer du sein ont montré que celles qui font preuve de courage, qui croient qu'elles peuvent combattre la maladie – et ont beaucoup de motivation et de soutien – s'en sortent beaucoup mieux que celles qui envisagent leur maladie avec passivité ou résignation.

Des recherches sur des personnes ayant des problèmes de peau montrent que plus du tiers sont dans un état de détresse psychologique, ce qui signifie qu'elles véhiculent probablement des pensées négatives. D'autres recherches ont montré que la peau de plus de 50 % des psoriasiques a commencé à s'altérer pour la première fois après une période ou un événement stressant de leur vie.

Le stress

Le stress est un exemple parfait de la façon dont l'esprit peut affecter le corps. Pensez à ce qui arrive lorsque vous devenez soudainement effrayé, en colère ou anxieux. Les battements de votre cœur s'accélèrent, vous avez du mal à respirer, vous avez chaud jusqu'à transpirer, et vous voulez soit frapper ou vous enfuir. Les scientifiques appellent cette réaction physique parfaitement naturelle la réaction « d'attaque ou de fuite ». C'est un instinct inné qui a toujours été présent chez l'être humain: durant la préhistoire, les premiers humains devaient réagir de façon instinctive à leur peur, immédiatement et physiquement, s'ils ne voulaient pas être tués ou dévorés par une bête sauvage plus grosse qu'eux.

Nos réactions physiques au stress impliquent la peau de manière inséparable. Dans un embryon humain, la peau se développe à partir des mêmes cellules que le cerveau, et les deux sont reliés par la partie du système nerveux qui contrôle des processus involontaires comme ceux de l'attaque ou de la fuite. Cela inclut les changements de niveaux de température et d'humidité dans la peau.

Le problème c'est que la vie moderne produit une multitude de situations qui entraînent des réactions de stress: l'état de votre peau, les bouchons de circulation, la machine à laver qui se brise, le chômage, trop de travail, un enfant malade, un mariage prochain, une dispute entre associés, et ainsi de suite.

Et ce ne sont pas seulement les situations intenses qui causent le stress: la frustration, l'ennui et le manque de réalisation de soi peuvent être aussi stressants que de grands projets et des échéanciers serrés.

Signes de stress

Accidents fréquents	Anxiété
Bouche sèche	Peur
Insomnie	Fatigue et manque d'énergie
Irritabilité et tempérament prompt	Maux de tête
Pertes de mémoire	Visites fréquentes aux toilettes
Pleurs et larmes faciles	Palpitations
Sensation constante de tension	Incapacité de relaxer
Sentiment de frustration	Douleur à la poitrine

Maladies reliées au stress

Acné	Transpiration escessive	Impuissance
Angine	Perte de cheveux	Démangeaison
Asthme	Herpès	Migraine
Colite	Hypertension	Ulcères d'estomac
Eczéma	Urticaire	

Évidemment, tous les stress ne sont pas nécessairement mauvais. Nous avons besoin d'un certain degré de stress pour nous motiver à faire les choses. Mais la ligne est mince entre ce qu'il nous faut pour nous motiver et ce qui nous fait passer du côté de l'anxiété et du manque de contrôle. Cette frontière est très personnelle, quoique certaines recherches ont montré que les personnes souffrant de psoriasis ont une personnalité plus anxieuse que la population en général et peuvent donc être plus affectées par le stress.

Le cercle vicieux

Les personnes souffrant de psoriasis sont prises dans un cercle vicieux. Comme elles ne le savent que trop, le psoriasis est une maladie stressante pour plusieurs raisons:

- son apparence ébranle la confiance et l'estime de soi;
- son évolution par poussée est cause d'incertitude et de dépression;
- la vie semble contrôlée par la maladie et ses traitements désagréables;
- on s'inquiète constamment de la réaction des autres;
- on se sent coupable du fait que la maladie affecte la vie des proches (par exemple, si cela empêche de travailler et de contribuer financièrement à la bonne marche du foyer).

Certaines personnes perçoivent leur peau comme une barrière qui les emprisonne et les rend incapables de se réaliser pleinement. Une femme psoriasique a fracassé toutes les pièces de porcelaine dans sa cuisine après qu'un boutiquier ait refusé de la toucher en lui remettant sa monnaie. Un homme a cessé de pratiquer des sports parce que cela l'embarrassait trop de prendre sa douche avec ses coéquipiers.

Et le stress aggrave le psoriasis. Avec ce genre de cercle vicieux, il ne faut pas s'étonner que certains psoriasiques sombrent dans le désespoir et la colère.

Les significations cachées

Certains thérapeutes croient que loin de causer la perte d'estime de soi, le psoriasis serait en fait le résultat d'un manque d'estime de soi. Ils prétendent que le corps crée une justification pour se sentir inadéquat. Alors les personnes qui se trouvent sans importance, ou qui sont timides et introverties et manquent de confiance dès qu'elles sont en société, créent effectivement leur propre maladie en s'en servent comme d'une barrière derrière laquelle se cacher. Plus grande est leur peur, plus épaisse sera leur « armure ».

Et aussi étrange que cela puisse paraître, certaines personnes peuvent avoir des raisons pour ne pas vouloir se défaire de leur problème de peau, quoiqu'elles puissent avoir de la difficulté à l'admettre. Beaucoup croient que si ce n'était de leur psoriasis, on les ignorerait totalement; d'aucuns ont peur de ne pas être à la hauteur des attentes des autres et préfèrent conserver leur « raison » pour ne pas réussir. De toute évidence, ces deux exemples se résument en un manque d'estime de soi.

Toutefois, certaines thérapies douces visent à améliorer la personnalité plutôt que l'état physique de la personne. Les remèdes floraux, dont les mieux connus sont les remèdes Bach (voir page 140), sont un exemple de cette approche.

Les psoriasiques pourraient être orientés vers les remèdes à base de saule s'ils ressentent de la rancœur ou de l'amertume résultant de ce qu'ils croient avoir été un injuste concours de circonstances. On pourrait prescrire de l'eau de violette aux personnes distantes et isolées et qui se créent peut-être leur propre maladie de peau en guise de « protection ».

Chercher de l'aide

Il existe plusieurs thérapies visant à briser le cercle vicieux du stress et du psoriasis et à promouvoir une approche plus positive de la vie. Un élément clé de la plupart de ces thérapies consiste à apprendre à relaxer. La relaxation a l'effet contraire du stress sur notre composition chimique. Elle bloque les produits chimiques qui empêchent le système immunitaire de fonctionner efficacement, laisse le corps guérir et aide à construire une résistance aux stress physiques et mentaux.

La relaxation semble devoir être la chose la plus facile au monde, mais ce n'est pas le cas. Vous vous calmez, vous vous inquiétez, vous essayez sans cesse de trouver la solution à divers problèmes et tout le temps, vous avez la respiration courte, saccadée, ce qui vous dit que votre corps est sous tension. Avec tout cela, il ne suffit pas de dire: « Relaxez ». Il vous faut quelques bons trucs pour être capable de relaxer quand le besoin s'en fait sentir.

Un truc instantané consiste à vous arrêter, à ralentir votre inspiration, et quand vient le temps d'expirer, à compter jusqu'à dix. Concentrez-vous pour relâcher les muscles du ventre alors que vous inspirez, et pour les contracter à nouveau au moment où vous expirez.

Quand vous disposez de plus de temps, étendez-vous confortablement dans un endroit où vous ne serez pas dérangé, fermez les yeux et prenez deux ou trois bonnes inspirations par le nez. Concentrez-vous ensuite sur la relaxation d'une partie de votre corps à la fois. Commencez par vos orteils, serrez-les bien pendant quelques secondes, puis relâchez-les. Faites la même chose avec tout le pied, puis avec vos mollets, vos genoux, vos cuisses, vos hanches, votre ventre, vos doigts, vos bras, vos épaules et votre cou. Pour finir, plissez votre visage fermement puis relâchez-le tranquillement.

Restez étendu sans rien faire; sentez votre corps s'alléger et se fondre dans le plancher; respirez doucement et dites-vous que vous êtes dans une paix totale. Restez ainsi pendant au moins cinq minutes. Ouvrez ensuite les yeux, étirez-vous, tournez-vous sur le côté et relevez-vous lentement. Essayez de faire de l'exercice deux fois par jour. Il se pourrait que vous vouliez essayer de combiner cet exercice avec quelques-unes des techniques de contrôle de l'esprit qui suivent.

La méditation

Beaucoup de gens associent la méditation avec la religion ou avec les disciples en robes pêche des gourous orientaux, mais il n'est pas nécessaire d'adhérer à quelque croyance que ce soit. Il suffit simplement de relaxer à un niveau un peu plus élevé pour méditer et essayer de ralentir le travail de l'esprit pendant quelque temps, pour lui permettre de récupérer des difficultés rencontrées au jour le jour.

Il existe toute une panoplie de recherches scientifiques pour prouver les effets de la méditation quotidienne. Elle produit des changements mesurables dans les courbes électriques du cerveau, la tension musculaire, la pression artérielle et la circulation sanguine. On l'utilise souvent dans les hôpitaux pour réduire l'hypertension ou pour réduire l'anxiété, mais vous pouvez facilement méditer à la maison ou même dans un endroit tranquille au travail.

Les écoles de méditation ont des habitudes différentes en ce qui concerne la façon de s'asseoir et de s'habiller, mais les règles essentielles sont très simples:

- Assoyez-vous confortablement sur une chaise droite dans une pièce tranquille, avec vos pieds posés à plat sur le plancher et vos mains sur vos cuisses. Fermez les yeux et imaginez un fil relié à la pointe de votre tête pour vous aider à tenir votre colonne vertébrale bien droite.

- Respirez lentement et profondément par le nez; imaginez que votre respiration se rend loin dans vos poumons et dans votre ventre, puis qu'elle remonte. Prenez de longues inspirations et expirez lentement en comptant jusqu'à cinq, ou même dix.

- Concentrez-vous sur l'objet de votre méditation. Cela pourrait être simplement regarder votre respiration qui va et vient à travers vos narines, avec les yeux de votre esprit. Ou vous pourriez choisir un objet réel ou imaginaire comme une bougie ou une fleur. Regardez-le attentivement; examinez sa texture et sa couleur. Ou prenez un mot: de nombreuses personnes choisissent le mot « paix » ou le son oriental « om ».

- Ne vous inquiétez pas si votre attention s'égare; laissez les pensées traverser votre esprit, regardez-les s'en aller, et revenez doucement à votre objet de concentration.

Idéalement, vous devriez faire cet exercice pendant 10 à 20 minutes deux fois par jour. Programmez votre montre ou votre réveille-matin pour ne pas avoir à y penser et pour ne pas oublier.

La discipline indienne appelée yoga et le tai chi chinois sont des formes actives de méditation qui combinent les techniques de respiration avec une série d'exercices non violents et qui visent à rétablir l'équilibre énergétique entre l'esprit et le corps. Le tai chi, plus particulièrement, a été décrit comme la « méditation en mouvement ». Dans les thérapies traditionnelles indienne et chinoise, les problèmes de santé sont vus comme un signe que l'énergie vitale du corps (*prana* en indien et *chi* en chinois) est déséquilibrée (voir Chapitre 6). Les deux activités sont connues pour avoir des effets bénéfiques sur les maladies reliées au stress.

Une version populaire occidentale bien connue de plusieurs travailleurs de bureau est l'entraînement autogène. Il comporte trois positions de base: simplement assis, assis dans un fauteuil avec appuis-bras, et allongé. Chaque position devrait être prise les yeux fermés et en disant à l'esprit de penser seulement à des choses agréables et paisibles.

L'entraînement demande que vous « pensiez » votre corps dans six exercices de base pour que tour à tour votre cou, vos épaules, vos bras, vos mains, vos jambes et vos pieds deviennent lourds et chauds, que votre ventre se relâche et se réchauffe (cela influence également la respiration) et que votre front devienne frais.

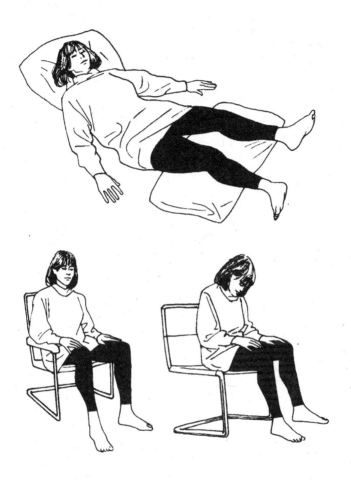

Figure 4   Les trois principales positions autogènes

L'histoire de Gina

Le psoriasis de Gina, 22 ans, a commencé alors qu'elle étudiait pour son examen final d'entrée à l'université. Le médecin avait dit que cela avait probablement à voir avec le stress. Au cours des cinq années qui suivirent, elle consulta de nombreux spécialistes, essaya toutes les lotions et pommades possibles aussi bien que les traitements aux rayons ultraviolets. Le soleil sembla aider pendant quelque temps, mais rien ne résolut son problème à long terme.

En octobre dernier, alors qu'elle se lançait en affaires et que sa peau était dans un état pitoyable, elle se présenta à une séance de méditation transcendantale (MT) et décida de tenter sa chance. Elle assista à un cours de quatre jours pour apprendre la technique puis continua à méditer pendant 20 minutes tous les jours.

« Après une semaine, je n'utilisais plus mes onguents, après trois semaines, ma peau était presque complètement guérie, et maintenant la plupart des cicatrices ont disparu. Ce qui n'était jamais arrivé depuis la première crise.

« Ce qui est intéressant, dit Gina, c'est que je ne m'étais jamais considérée comme une personne stressée. J'étais celle qui ne s'énervait jamais. Mon stress, semble-t-il, se manifestait à un niveau inconscient. Je ne m'en apercevais pas au quotidien, mais pendant des années, ma peau avait essayé de me lancer des messages. La méditation transcendantale m'a donné la clé pour libérer mon stress. »

La visualisation

La technique de visualisation – le fait de voir se réaliser, à travers les yeux de votre esprit, ce que vous désirez vraiment – repose sur l'idée que l'imagination a le pouvoir d'influencer le bien-être et la santé. On parle souvent de la « volonté » de vivre, mais vous ne pouvez pas, par exemple, donner à votre bouche la volonté de saliver, quoique vous puissiez saliver si vous « pensez » à votre mets préféré.

De la même manière, beaucoup de gens – médecins et thérapeutes non conventionnels – croient que l'imagination a un pouvoir extraordinaire pour activer les capacités d'autoguérison du corps. La plupart des recherches conventionnelles ont démontré qu'il n'y a pas accroissement des effets de la méditation lorsqu'on y ajoute la visualisation. Par contre, plusieurs rapports concernant des malades souffrant de cancer ou de blessures horribles et ayant vécu une guérison spectaculaire, mentionnent que les premiers avaient imaginé que leurs globules blancs étaient des chevaliers à cheval combattant les cellules cancéreuses, et que les seconds avaient visualisé de minuscules lutins qui remettaient en place une à une les parties du corps brisé, jusqu'à ce que le corps soit à nouveau intact et en santé.

Les exercices de visualisation pour les personnes atteintes de psoriasis pourraient être d'imaginer qu'elles sont étendues au soleil, sa chaleur faisant lentement fondre les squames de leur peau, ou qu'elles se promènent sur une plage avec la douce brise de la mer emportant leurs squames au loin. Un psoriasique a imaginé qu'un « ami » invisible mangeait graduellement tous les flocons rouges, le laissant avec une peau claire et douce comme la soie.

Les affirmations positives

Les affirmations sont des phrases positives que vous répétez encore et encore dans votre tête plusieurs fois par jour. La mieux connue, suggérée au 19e siècle par le chimiste français Émile Coué, et rendue célèbre par le Beatle John Lennon, est: « Chaque jour, de toutes les manières, je suis de mieux en mieux. » *(Every day in every way I am getting better and better.)*

De nombreux thérapeutes, toutefois, recommandent aux gens d'être plus spécifiques, en changeant les pensées ou attitudes négatives personnelles en pensées ou attitudes positives. Par exemple, quelqu'un atteint de psoriasis pourrait répéter: « Ma peau est fraîche et douce et parfaite » ou « Ma peau sera guérie à l'instant » ou « Je suis calme et à l'aise avec le monde ».

Il importe, en tout temps, d'avoir une approche personnelle – dites « je » et « ma » – et de ne jamais être négatif. Alors plutôt que de répéter: « Je ne fumerai pas », dites plutôt: « J'ai cessé de fumer » ou « Mes poumons sont roses et sans fumée ».

Cette technique dépend elle aussi du pouvoir de l'imagination. Les praticiens croient que les pensées négatives dans le subconscient ont un aussi mauvais effet sur l'humeur de la personne que si elles étaient exprimées à haute voix. Pour surmonter les croyances négatives longtemps entretenues (« Mon psoriasis revient toujours » ou « Je n'aurai jamais une belle peau »), vous devez reprogrammer votre inconscient. Les praticiens disent que le fait de ne pas croire à vos affirmations importe peu. D'abord, parce que votre inconscient doit changer avant que vous n'y arriviez vous-même, et ensuite, parce que le seul fait de dire quelque chose de positif, surtout si vous y mettez un réel enthousiasme, encourage une attitude positive de toute façon.

Les affirmations peuvent aussi être utilisées pour bloquer la voix enquiquineuse et critique qui nous accompagne souvent comme une musique de fond, beau temps mauvais temps. Vous savez, celle qui dit: « Tu ne peux pas faire ça », « Ah! que tu es stupide », « Non, mais de quoi as-tu l'air! », et ainsi de suite. Essayez d'attraper cette voix dès que vous l'entendrez et remplacez-la immédiatement et consciemment par une autre qui prononce des affirmations positives.

L'hypnose / L'hypnothérapie

Les hypnotiseurs qui se produisent sur scène et qui utilisent leurs talents pour faire aboyer des gens ou pour leur rendre le portefeuille qu'ils leur ont subtilisé, ont valu une très mauvaise réputation à l'hypnose. Mais entre bonnes mains, l'hypnose devient un outil médical très puissant. Les médecins traditionnels l'utilisent de plus en plus pour soulager la douleur, particulièrement lors de l'accouchement. Et on a trouvé que l'hypnose était hautement efficace pour soulager les maladies reliées au stress. Dans une expérience, l'hypnose a réussi à atténuer le syndrome de l'intestin irritable, et dans une autre, des enfants prenant de puissants médicaments de chimiothérapie et auxquels on avait enseigné l'auto-hypnose vomissaient moins.

Les praticiens croient que l'hypnose fonctionne à deux niveaux. Premièrement, lorsqu'une personne est hypnotisée, l'esprit tombe dans un état de relaxation profond, ce qui permet aux processus corporels de ralentir. Cela est semblable à la méditation en ceci que l'hypnose permet au corps de se remettre du stress et des tensions de la vie quotidienne. Deuxièmement, dans cet état, l'esprit peut accepter des suggestions qu'il rejetterait dans son état normal. Cela signifie que si le praticien implante des idées qui encouragent la personne à se sentir plus sûre d'elle, plus en contrôle et moins anxieuse et stressée, l'impact de ces suggestions continuera lorsque la personne sortira de son état de transe.

Des recherches sur l'hypnose ont montré qu'elle peut soulager rapidement les maladies dues au stress, mais il a été démontré que ce n'est pas autant le résultat du pouvoir de suggestion, que celui d'une profonde relaxation, qui affecte les niveaux d'anxiété du patient. De nombreux hypnothérapeutes se perçoivent plus comme des professeurs que comme des guérisseurs. Ils enseignent à leurs clients les techniques de l'autohypnose (non contraire à la méditation), de sorte que ceux-ci puissent continuer le processus entre les visites.

Il y a très peu de risque que quelque chose de désagréable se produise avec l'hypnose: les praticiens disent que vous ne pouvez pas être hypnotisé contre votre volonté, et que l'on ne peut pas vous faire faire quelque chose que vous ne voudriez pas faire. Mais il est important de choisir un hypnothérapeute de bonne réputation.

La psychothérapie

La psychothérapie est une autre façon d'essayer d'atteindre les problèmes cachés qui peuvent causer du stress ou une détresse émotive. L'idée est qu'en exposant leurs problèmes à un étranger compréhensif et objectif, non seulement les patients se sentent soulagés, mais ils peuvent de plus recevoir de l'aide pour supporter ce qui les perturbe de façon plus rationnelle et moins porteuse d'anxiété.

Les praticiens croient que les moments difficiles de la vie sont normalement dus:

- *Aux choix.* Quand vous ne pouvez décider ce qu'il est mieux de faire dans une situation et que vous vous trouvez incapable de faire quoi que ce soit.

- *Aux changements.* Mariage, divorce, mortalité, retraite et changement d'emploi sont les événements majeurs d'une vie, et les sentiments aigus qu'ils peuvent vous inspirer peuvent vous prendre au dépourvu.

- *À la confusion.* Être bouleversé sans savoir pourquoi, ou connaître la raison mais ne pas vouloir l'accepter, ou être incapable de prévenir le problème. Si vos mécanismes de défense ne sont pas assez forts, vous pourriez avoir à en payer le prix en cas de mariage malheureux, de chantage émotif, d'échec au travail ou d'inquiétude au sujet des gens que vous aimez.

Il existe en fait des dizaines de types de thérapies dans ce domaine. Par exemple:

- *La thérapie comportementale* croit que notre comportement est conditionné par notre réaction à l'environnement et qu'il peut être changé grâce à divers exercices physiques et mentaux. Souvent efficace dans les cas de maladies reliées au stress, aux peurs irrationnelles et aux phobies.

• *La thérapie cognitive* croit que nos expériences passées conditionnent notre perception de nous-mêmes, ce qui en retour affecte notre façon de faire face à certaines situations.

• *La thérapie gestalt* vise à conscientiser les gens à leurs pensées et à leurs actions en leur faisant réaliser leurs comportements immédiats, et tout particulièrement le langage corporel. Souvent efficace pour les personnes tendues ou anxieuses ou qui ont du mal à communiquer.

• *L'analyse transactionnelle* se base sur la théorie qu'en chacun de nous il y a un « soi » enfant, parent et adulte, et qu'en les comprenant, nous pouvons comprendre nos propres comportements et savoir à quelle situation chacun de ces rôles est approprié.

• *Le psychodrame* implique un groupe de personnes jouant à tour de rôle des situations de la vie réelle de l'un ou l'autre des participants pour explorer différentes façons de faire face aux problèmes. Cela peut donner lieu à des émotions explosives, mais peut s'avérer très efficace pour les personnes qui trouvent difficile de se livrer aux autres.

La seule manière sensée de choisir une thérapie est de prendre le temps de lire la documentation sur les différentes thérapies, d'en choisir une qui vous convient, et d'être prêt à en essayer d'autres si la première a échoué. Une recommandation personnelle peut faciliter votre choix, mais une thérapie est une chose très personnelle, alors ne soyez pas étonné si ce qui a marché pour un ami n'est à vos yeux qu'un affreux charabia.

Les consultations individuelles peuvent coûter très cher, et comme elles ont tendance à durer des mois et des mois, il est facile de tomber dans un état de dépendance hebdomadaire. Souvenez-vous, le but est de retrouver votre confiance en vous-même; il n'est pas question que votre thérapeute règle tous vos problèmes.

Les thérapies de groupe

Parfois les séances de groupe – où des personnes avec les mêmes problèmes peuvent partager leurs expériences et se décharger de leurs frustrations et de leurs peurs, toutes choses qui peuvent devenir embarrassantes si on en parle à des gens en santé – sont plus efficaces que les consultations individuelles.

Les psoriasiques se perçoivent souvent eux-mêmes seulement par rapport à l'état de leur peau et à cause de cela, ils perdent confiance socialement. Après une période où on apprend à se connaître mutuellement, le groupe permet aux personnes de mettre de côté leur problème de peau et d'être elles-mêmes tout en développant une approche plus réaliste de leur maladie. Quelques hôpitaux et filiales d'associations de psoriasiques offrent des thérapies de groupe animées par un consultant.

Les thérapies créatives

Les thérapies créatives comprennent à peu près tout ce qui permet aux gens d'exprimer librement la colère, les frustrations ou le chagrin qui les oppressent. Elles sont très bonnes pour les maladies reliées au stress. Certaines personnes trouvent que la peinture ou l'écriture les aident à exprimer des émotions refoulées pendant des années. D'autres trouvent que la danse, la musique ou le théâtre sont pour eux un exutoire.

L'aromathérapie

En aromathérapie on se sert des huiles essentielles de plantes aromatiques pour détendre le corps et stimuler le processus de guérison. En fait, comment les senteurs affectent notre cerveau et notre humeur, et au bout du compte notre santé, reste un mystère, quoique nous sachions que la lavande arrive à encourager un modèle d'onde alpha du cerveau (typique d'un état de relaxation) et que le jasmin déclenche les rythmes bêta (associés à la vivacité).

Bien que les recherches cliniques concernant l'aromathérapie viennent tout juste de commencer, on a noté de bons résultats lors d'essais cliniques utilisant l'huile de menthe poivrée pour les problèmes d'intestin irritable, et le tea tree et la lavande pour la guérison des plaies et le stress postopératoire.

En plus d'aider le processus de relaxation et le contrôle du stress qui exacerbe souvent le psoriasis, les aromathérapeutes croient que certaines huiles essentielles vont jusqu'à stimuler le système immunitaire.

Les huiles sont habituellement diluées dans une base d'huile pour les massages – amande, jojoba ou olive –, ou encore on peut les ajouter à l'eau du bain ou les inhaler. Mais souvenez-vous, ce sont des substances puissantes, et non de simples parfums. Sauf pour les huiles de lavande et de tea tree, ne les utilisez jamais seules. Et si vous êtes enceinte, épileptique ou si vous souffrez d'hypertension, consultez toujours un aromathérapeute clinique qualifié d'abord.

Les traitements qui suivent sont très utiles aux psoriasiques:

- L'huile de germe de blé, mélangée à quelques gouttes d'huile essentielle de benjoin, de cajput ou de bergamote, et appliquée sur la peau atteinte matin et soir, soulage l'irritation et l'inflammation.
- L'huile de lavande dans le bain réduit l'inflammation et soulage la tension nerveuse.
- La bergamote agit sur l'anxiété, le stress et le manque de confiance.
- L'huile de santal est bénéfique pour les peaux très sèches et squameuses.
- Le bois de cèdre aide la peau et l'appareil respiratoire.
- La camomille est anti-inflammatoire et soulage le stress tout en favorisant la détente.

Les remèdes à base de fleurs

Les remèdes à base de fleurs ou essences sont des teintures préparées à partir de fleurs sauvages, d'arbustes et d'arbres. Ils ne soignent pas les problèmes physiques, mais sont censés agir à un niveau mental et émotionnel en aidant à stabiliser les facteurs de stress psychologique (comme la peur, la solitude, l'inquiétude, la jalousie et l'insécurité), que les praticiens considèrent être à la source des maladies.

Les essences n'ont pas de saveur – sinon pour un petit goût de brandy, que l'on utilise à petites doses comme agent de conservation –, sont complètement inoffensives, et fonctionnent selon le même principe « d'empreinte » que l'homéopathie (voir page 143).

En effet, les médecins traditionnels disent que leur effet est simplement celui de l'esprit sur la matière, puisque les analyses scientifiques ont démontré que ces remèdes ne contiennent rien de plus que de l'eau de source et de l'alcool.

Les essences les mieux connues sont les remèdes floraux Bach, depuis que le Dr Edward Bach, physicien et philosophe anglais, a développé sa gamme dans les années 1920 et 1930. Aujourd'hui, de nombreux pays ont développé leur propre gamme de remèdes à base de fleurs sauvages locales et mieux adaptés, comme on le soutient, à la population locale.

Les remèdes suggérés pour le psoriasis s'adressent souvent à une personnalité tendue et introvertie, ou à quelqu'un qui éprouve de la gène ou la peur du rejet. Le « Bach Rescue Remedy », un mélange utilisé en temps de crise pour calmer la détresse physique et mentale, peut être particulièrement utile pour les recrudescences en période de grand stress. Mais n'attendez pas que les plaques apparaissent. Prenez le remède dès que vous vous sentez stressé. Il est également offert sous forme de crème.

Remèdes à base de fleurs utiles pour le psoriasis

Les remèdes Bach
La violette d'eau. Pour la personne qui préfère être seule, qui semble distante, fière et réservée, qui est capable et fiable mais qui ne s'occupera pas des affaires des autres.
L'aigremoine. Pour quelqu'un qui cache sa souffrance derrière une façade joyeuse, qui refuse

d'être un « fardeau », et qui cherche souvent à fuir dans les médicaments et l'alcool.

Le pommier sauvage. Pour quelqu'un qui a honte et ne se sent pas propre, ou qui a peur de contaminer les autres. Aide aussi à désintoxiquer le système et à guérir les plaies internes et externes.

Le saule. Pour une personne malchanceuse qui a vécu des situations ressenties comme injustes ou irrégulières, et qui en éprouve ressentiment et amertume.

Les remèdes australiens

La prune de chèvre Billy. Pour ceux qui éprouvent dégoût ou répugnance pour eux-mêmes. Aide à accepter la condition physique du corps et le plaisir sexuel.

Spinifex. Soigne physiquement en aidant les personnes à comprendre l'aspect émotionnel de leur maladie.

Les remèdes nord-américains

Angelica. Offre une protection spirituelle, renforce la confiance et aide à développer la force de faire face à l'inconnu.

Aloe vera. Rétablit l'équilibre inné; aide à combattre la fatigue extrême et reconstitue l'énergie vitale.

Les remèdes canadiens

Feuille de vanille. Encourage l'affirmation et l'acceptation de soi. Remplace le dégoût de soi par l'estime de soi et permet l'exubérance, la joie et l'acceptation de soi.

CHAPITRE 9

Thérapies pour guérir la peau
D'autres approches globales

Jusqu'ici nous avons exploré les thérapies qui s'adressent à une cause précise: alimentation, environnement et état psychologique. Mais il existe également plusieurs systèmes majeurs de guérison naturelle qui se concentrent sur le traitement de la personne entière, plutôt qu'uniquement sur les symptômes, et qui ont aidé les malades à soulager, voire à guérir leur psoriasis. Les plus convaincants sont:

- L'homéopathie;
- L'acupuncture;
- L'acupression;
- La médecine occidentale par les plantes;
- La médecine chinoise par les plantes;
- La réflexologie.

L'homéopathie

L'homéopathie est un système complet de médecine basé sur les principes énoncés par Hippocrate au 5e siècle avant Jésus-Christ et développés au début du 19e siècle par le Dr Samuel Hahnemann, physicien allemand. On l'utilise partout de nos jours, et particulièrement en Europe. En Grande-Bretagne, grâce à une loi votée par le Parlement, les médecines homéopathiques sont prodiguées par le Service de santé national, et on y trouve de nombreux hôpitaux où l'homéopathie est enseignée. On dit que la reine ne va jamais nulle part sans son nécessaire de remèdes homéopathiques.

L'homéopathie fonctionne selon deux principes clés:

• Le principe des « similaires »

En grec, langue d'origine du mot homéopathie, *homoios* signifie « similaire » et *pathos* signifie « souffrance ». Les homéopathes croient qu'en donnant une quantité infinitésimale d'une substance qui, pour une dose normale, provoquerait les symptômes que l'on essaie de guérir, le pouvoir d'auto-guérison, ou la force vitale du corps est poussée à l'action. Par exemple, ce poison tant prisé des auteurs de romans policiers, l'arsenic, est un remède homéopathique courant pour la diarrhée et les empoisonnements alimentaires. Au contraire, la médecine traditionnelle ou « allopathique » vise généralement à contrecarrer les symptômes en utilisant des remèdes qui sont à l'opposé des symptômes – *allos* signifiant « différent » – bien que cela ne colle pas toujours à ce principe. La quinine, par exemple, qui peut causer les symptômes de la malaria, est également utilisée pour l'enrayer.

• Le principe de dilution des substances en vue d'augmenter leur pouvoir curatif et de prévenir des effets secondaires indésirables.

Les remèdes homéopathiques sont produits par le trempage de plantes, de minéraux et de métaux dans l'alcool, pour créer une « teinture mère ». On les dilue ensuite encore et encore dans l'eau, agitant vigoureusement le tout à chaque fois, pour permettre au liquide de s'imprégner de ce que les praticiens appellent la « mémoire » ou « l'empreinte » de la substance originale. Finalement, en y ajoutant du sucre et de la fécule, le liquide est transformé en minuscules comprimés.

Bien que de nombreux homéopathes soient également docteurs en médecine, les médecins traditionnels gardent beaucoup de méfiance à l'égard de la thérapie. Selon eux, l'homéopathie serait un exemple édifiant de « l'effet placebo » décrit à la page 118. Et cela malgré le fait que la recherche a démontré que les animaux bénéficient des remèdes homéopathiques; et il est peu probable qu'ils emploient les techniques faisant primer « l'esprit sur la matière ».

On a trouvé que les remèdes homéopathiques préviennent l'arrivée de petits mort-nés chez les porcs, et d'autres recherches chez les humains et les animaux ont démontré que les remèdes peuvent produire des changements biologiques dans les niveaux d'hormones, les enzymes et l'activité immunitaire et analgésique.

De plus, l'homéopathie a réussi tous les tests scientifiques les plus rigoureux exigés par les médecins eux-mêmes: les expérimentations en double aveugle, où ni les patients traités ni les analystes ne savent si le remède est réel ou faux. Dans une récente recherche menée sur 50 personnes en Grande-Bretagne, les patients ayant reçu le vrai remède étaient sensiblement mieux après trois mois, alors que l'état de ceux qui prenaient le faux remède s'était détérioré.

Une autre objection aux remèdes homéopathiques veut qu'ils soient tellement dilués qu'il se peut qu'ils ne contiennent strictement aucune molécule de la substance originale. Bien qu'il n'y ait effectivement aucune raison scientifiquementacceptable pour qu'un remède sans ingrédient actif mesurable puisse agir, l'autre aspect de cet argument est que précisément parce qu'ils sont à ce point dilués, les remèdes homéopathiques sont absolument sans danger, même pour les bébés et les petits enfants.

Comme l'homéopathie soigne les gens plutôt que les maladies, il n'existe pas de remède global pour une affection en particulier. Chaque personne est traitée individuellement. Au départ, vous pouvez essayer de vous traiter vous-même ou de traiter un membre de votre famille – les remèdes sont en vente dans la plupart des boutiques d'aliments naturels et dans plusieurs pharmacies (voir page 149 pour des suggestions pour les maladies de peau courantes) – mais dans le cas d'une affection aussi complexe que le psoriasis, vous aurez probablement besoin de l'aide d'un homéopathe d'expérience.

La première consultation chez un homéopathe dure habituellement entre une heure et une heure et demie. Les praticiens doivent choisir entre plus de 2500 remèdes et se baser sur leur appréciation de votre personnalité, de votre état d'esprit, de vos réactions et de votre style de vie, aussi bien que sur vos antécédents médicaux et vos symptômes, pour établir leur ordonnance. On vous donnera normalement une dose, puis une autre environ une demi-heure plus tard. Contrairement aux médicaments traditionnels, les remèdes homéopathiques n'ont pas besoin d'être pris sur une période de temps donnée. Si le bon remède est choisi, une seule dose peut suffire.

Toutefois, dans le cas d'affections complexes comme le psoriasis – qui selon les homéopathes, indique un déséquilibre dans l'harmonie du corps – le premier remède peut « décider » qu'il est préférable de s'occuper d'un problème sous-jacent plutôt que d'agir immédiatement sur les symptômes. Votre maladie de peau, par exemple, pourrait être reliée à un chagrin refoulé, à un manque de confiance en soi ou à un foie paresseux.

Il peut y avoir plusieurs problèmes cachés nécessitant plusieurs remèdes différents avant que les symptômes actuels ne disparaissent, bien qu'il y ait de bonnes chances que vous commenciez à vous sentir mieux de l'intérieur, même si votre peau ne s'améliore pas immédiatement. Le temps qu'exigera la cure dépend aussi de la période de refoulement plus ou moins longue du problème sous-jacent.

Votre homéopathe voudra probablement vous voir deux fois la semaine après le premier traitement, pour s'assurer que votre maladie s'en va, littéralement, dans la bonne direction. Les homéopathes croient que la maladie descend dans le corps pour en ressortir par les pieds ou les doigts. Alors si l'on s'attaque à la cause du problème, votre peau devrait graduellement se dégager, en commençant par le milieu, puis par les parties hautes de votre corps. Si cela ne se produit pas et que vous vous sentez déprimé, le remède prescrit n'était pas celui qu'il vous fallait.

Certains homéopathes croient également que les remèdes ont le pouvoir de briser les liens génétiques de maladies comme le psoriasis, et de cesser leur transmission d'une génération à l'autre, mais il n'existe encore aucune preuve en ce sens, et les critiques sont très sceptiques.

En général, les traitements homéopathiques et traditionnels peuvent être suivis en parallèle. Cependant, les homéopathes croient que les crèmes stéroïdes réduisent les pouvoirs du corps de se guérir lui-même et peuvent rendre leurs remèdes moins efficaces. Quoi qu'il en soit, il est important de ne pas laisser tomber les stéroïdes sans consulter d'abord un praticien avec une bonne formation médicale, parce qu'un arrêt soudain peut être dangereux.

L'histoire de John

John occupait un poste de haute direction où la pression était très forte lorsque son psoriasis se déclara. Quand finalement il essaya l'homéopathie, il avait changé de travail en optant pour un emploi avec moins de responsabilités, et le plus souvent sa peau ne présentait que de petites plaques rouges et sèches. Mais dès que sa confiance en lui était mise à l'épreuve ou qu'il devait faire face à des situations stressantes, il s'en sentait incapable, et aussitôt sa peau devenait rouge et douloureuse, puis extrêmement sèche et squameuse. Il ressentait aussi un grand besoin de sel.

L'homéopathe eut une longue conversation avec lui à propos de sa vie. John lui révéla que ses parents avaient toujours exigé beaucoup de sa part et qu'il avait constamment peur de faire des erreurs. Il avait réalisé que le stress que lui causait son poste de haute responsabilité était néfaste pour sa santé, mais même après avoir changé de travail, il continuait d'avoir des crises parce qu'il ne se sentait pas à la hauteur. Ce sentiment était aggravé par le fait que ses parents le blâmaient pour avoir laissé tomber son poste de direction pour un emploi ordinaire. Son homéopathe lui prescrivit du natrum mur (à base de sodium) pour rétablir son estime de soi, et d'autres remèdes pour la sécheresse de la peau.

Pendant les trois mois qui suivirent, qui correspondaient au début de l'hiver, alors qu'habituellement sa peau était dans le pire état, John n'eut pas de recrudescence de la maladie et ses cicatrices s'étaient estompées.

Remèdes homéopathiques courants pour le psoriasis

Bien que deux personnes ne recevraient pas nécessairement le même traitement homéopathique pour le psoriasis, voici quelques remèdes couramment utilisés:

- *Arsen alb.* Pour la peau très sèche, rugueuse et squameuse, dont l'état empire lorsqu'il fait froid; ou pour les cas où de petits boutons rouges (souvent accompagnés d'anxiété et d'agitation) sont couverts de peaux mortes, ce qui brûle et démange.
- *Graphite.* Pour la peau sèche et craquelée qui démange et saigne (peut aussi être utilisé si les plaques de psoriasis s'infectent et suintent un liquide collant).

- *Soufre.* Pour la peau sèche et brûlante avec une démangeaison lancinante sur tout le corps (le fait de se gratter peut soulager temporairement, mais cela entraîne une sensation de brûlure douloureuse; le psoriasique ne peut tolérer la chaleur ou le froid).
- *Sépia.* Pour la peau qui démange et est à vif; les plaques présentent des craquelures d'un jaune marron mais restent sèches sans écoulement.

L'acupuncture

En Chine, l'acupuncture est utilisée depuis plus de 5000 ans. Elle se base sur la croyance en une énergie vitale qui traverse non seulement le corps humain, mais également l'univers entier. Cette force – appelée *qi* ou *chi* en Chine, *ki* au Japon et *prana* en Inde – est un équilibre entre deux énergies opposées connues comme le yin et le yang. Elle circule à travers 12 méridiens ou canaux principaux, qui couvrent le corps dans son entier. Si la circulation est bloquée ou déséquilibrée – par des sensibilités innées, une mauvaise alimentation, des émotions fortes, des médicaments, des infections, le climat, trop peu ou trop de travail, d'exercice ou de sexe –, il en résulte une mauvaise santé et des maladies.

Les acupuncteurs insèrent de très fines aiguilles en acier inoxydable, en argent ou en or dans n'importe lequel des 2000 points de pression qui longent les méridiens pour rétablir l'équilibre énergétique et par le fait même, le bien-être du corps. Ils peuvent aussi utiliser une technique appelée *moxibustion*, qui consiste à placer une plante fumante ardente (armoise commune) sur l'aiguille tout près, pour dégager le canal et encourager le flux d'énergie à travers le corps.

Avant de vous traiter, un acupuncteur suivra les quatre méthodes chinoises de diagnostic: l'observation, l'écoute et l'odorat, l'interrogation, la prise du pouls et la palpation. Il vous posera des questions sur votre santé passée et présente et sur votre style de vie; il observera votre posture, votre façon de marcher et de vous asseoir; il examinera votre langue, vos cheveux, votre teint; il écoutera votre voix: est-elle rauque (énergie dysfonctionnelle des poumons) ou aiguë (problèmes possibles de l'énergie reliée au foie)? Il palpera votre ventre; puis il vérifiera le rythme des pulsations dans chacun des 12 méridiens.

Habituellement, les aiguilles sont insérées jusqu'à une profondeur d'environ 5 mm ($^1/_4$ po) et laissées en place entre 5 et 30 minutes. La sensation ne doit pas être douloureuse, quoique vous puissiez sentir un léger pincement aux endroits où sont enfoncées les aiguilles. Certains praticiens utilisent une petite sonde pour faire passer un faible courant électrique soit dans les aiguilles, soit directement dans la peau, sans en briser la surface.

Étant donné la possibilité d'infection dans les cas de mauvaise utilisation des aiguilles, il importe de vous assurer de consulter un acupuncteur qualifié et accrédité, qui se conforme strictement aux procédures de stérilisation (voir Chapitre 10 pour savoir comment vérifier les qualifications, et les adresses utiles pour des organisations réputées).

Personne n'a encore établi une preuve scientifique de l'existence du système des méridiens, mais de nombreuses recherches, autant en Chine qu'en

Occident, ont démontré que l'acupuncture fonctionne bien dans une multitude de circonstances. La profession médicale, qui fut un temps très sceptique à ce propos, conseille de plus en plus aux personnes pour qui la médecine traditionnelle n'a été d'aucun secours d'essayer l'acupuncture.

De nombreux hôpitaux utilisent maintenant l'acupuncture pour soulager la douleur. On s'en sert souvent lors d'accouchements, même pour les césariennes, parce qu'elle permet aux femmes de rester conscientes et de s'abstenir de prendre des médicaments qui peuvent affecter le bébé.

La recherche montre que l'acupuncture aide le corps à relâcher les hormones naturelles antidouleur, appelées endorphines et enképhalines, à travers le système nerveux. Elle laisse également croire que les messages de pression envoyés par les aiguilles ou par le massage des points d'acupuncture et transmis par les nerfs atteignent le cerveau plus rapidement que les messages de douleur. Par conséquent, le cerveau ferme la « barrière » aux messages qui arrivent plus tard, parce qu'il ne peut traiter qu'un certain nombre de données à la fois.

Les acupuncteurs et les herboristes chinois (voir page 165) croient que les maladies de peau sont la preuve d'un manque d'harmonie dans les poumons, et que la santé des poumons reflète à quel point les personnes sont reliées de façon constructive au monde dans lequel elles vivent. De mauvais poumons indiqueraient qu'une personne est aliénée. C'est pourquoi la thérapie vise souvent à renforcer le flux de chi entre les poumons et la peau.

Bien qu'en Occident très peu de recherches aient été effectuées pour vérifier les effets de l'acupuncture sur les maladies chroniques, les recherches chinoises ont démontré sa réussite pour une variété de maladies, incluant l'arthrite psoriasique, l'hypertension, la dépression, les problèmes d'intestin, l'asthme, l'eczéma, le rhume des foins et la migraine.

Cependant, en Grande-Bretagne, quelques acupuncteurs ayant une formation médicale (utilisant des traitements d'une durée d'une heure une fois la semaine pour débuter, puis toutes les deux semaines, sur une période de trois à quatre mois) ont rapporté des résultats étonnants et durables chez 70 % des personnes souffrant de psoriasis (voir l'étude de cas dans l'encadré ci-dessous). Ils suggèrent que l'acupuncture affecte la production de sérotonine, une substance qui joue un rôle dans le contrôle de la dépression et du stress et qui dilate les vaisseaux sanguins dans la peau, ce qui permet d'améliorer la circulation.

Études de cas

- Jenny, 18 ans, souffrait de psoriasis en gouttes depuis dix ans. Elle reçut son premier traitement d'acupuncture immédiatement après être sortie de l'hôpital pour la énième fois. Après trois séances en l'espace d'un mois, sa peau prit du mieux; et après un total de 20 séances au cours des neuf mois qui suivirent, sa peau était pratiquement parfaite. Au cours de l'année qui suivit, elle a eu une crise mineure qui fut traitée en une seule séance. Quatre ans plus tard, sa peau est toujours belle.

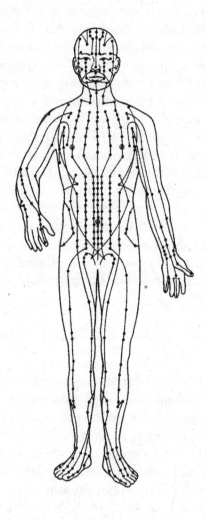

Figure 5 Le système des méridiens dans l'acupuncture chinoise

- Stéphanie, 39 ans, avait des problèmes de psoriasis depuis 14 ans et sa peau la démangeait particulièrement. Elle avait essayé les crèmes stéroïdes sans effet durable. Après son premier traitement d'acupuncture, la démangeaison se calma mais revint au même niveau après deux jours. Après le deuxième traitement une semaine plus tard, la démangeaison, encore une fois, diminua puis augmenta, mais à un moindre degré. Après la troisième séance, elle disparut complètement et ne réapparut pas pendant plusieurs mois.
- Jackson, un homme de 66 ans, était atteint de psoriasis depuis 40 ans. Après 16 traitements d'acupuncture, sa peau était pratiquement guérie, et elle est restée belle moyennant trois séances mensuelles de « maintenance ».

L'acupression

Grosso modo, l'acupression serait l'acupuncture sans les aiguilles. Les praticiens utilisent leurs doigts et leurs mains pour exercer une pression sur les points des méridiens pour stimuler et rétablir le flux de force vitale aux endroits où il y a eu perte. La pression procure la sensation d'un massage ferme, bien que lorsque l'on touche le bon point, cela puisse s'avérer assez douloureux au début.

Vous pouvez pratiquer les techniques de base de l'acupression vous-même. Avec des mains propres, chaudes et sèches, appuyez la paume de la main brièvement sur un point d'acupression. Déplacez ensuite le bout de votre doigt jusqu'à ce que vous sentiez un léger creux et pressez doucement jusqu'à ce que vos muscles se relâchent. Augmentez la pression lentement jusqu'à ce que le point soit ni chaud ni froid, et qu'il batte doucement. Cela prend normalement trois minutes. Relâchez ensuite lentement et déplacez votre doigt jusqu'au point suivant.

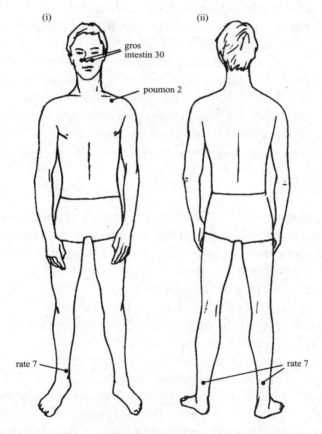

Figure 6 Points d'acupression pour le psoriasis

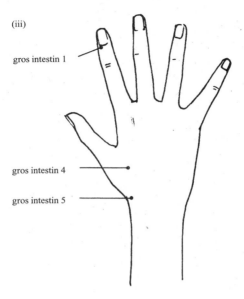

(iii)

gros intestin 1

gros intestin 4

gros intestin 5

Points d'acupression pour le psoriasis

Pressez au moins deux de ces points chaque jour.

- *Gros intestin, pt 1*. Juste en dessous du coin de l'ongle de l'index de la main droite.
- *Gros intestin, pt 4*. Sur la paume, au centre du muscle sous le pouce, et sur le revers de la main, sur le muscle entre le pouce et l'index.
- *Gros intestin, pt 5*. Sur le revers du poignet à la base du pouce.
- *Gros intestin, pt 30*. Dans le pli des narines.
- *Rate, pt 7*. Derrière la jambe, à la base du muscle du mollet.
- *Poumon, pt 2*. Dans le creux, juste en-dessous de l'extrémité de la clavicule de l'épaule.

Il existe plusieurs autres disciplines reliées à l'acupression:

- *Shen Tao.* Utilise une très légère pression pour aller chercher de subtils modèles d'énergie.
- *Jin Shen.* Le toucher dure plusieurs minutes et est plus proche du massage.
- *Do-In.* Allie l'exercice physique et les exercices de respiration.
- *Shiatsu.* La manière japonaise: le praticien se sert de ses doigts, de ses pouces, de ses coudes, de ses genoux et même de ses pieds, pour appuyer plus à fond sur les points de pression. En Grande-Bretagne, la Société de Shiatsu explique les bienfaits du rétablissement du chi en des termes occidentaux: la Société croit que la pression stimule la circulation des liquides dans le sang et la lymphe, aide l'évacuation des toxines et des tensions musculaires, et rétablit l'équilibre hormonal. Elle permettrait également au patient de relaxer et de percevoir la faculté de guérison du corps.

Les médecines par les plantes

On utilise les plantes pour prévenir ou guérir les maladies depuis des milliers d'années, et elles demeurent la source médicamenteuse principale pour quatre personnes sur cinq dans le monde. Certaines plantes servent également de matière première pour les médicaments modernes. Par exemple, le médicament pour le cœur appelé digoxine provient de la digitale; les alkaloïdes utilisés pour traiter la leucémie et la maladie de Hodgkin sont extraits de la pervenche de Madagascar; l'ingrédient actif dans l'aspirine provient de l'écorce de saule; la plante nommée curare que les Amérindiens du Sud mettent dans les sarbacanes contient un agent aujourd'hui utilisé par les chirurgiens pour détendre les muscles des patients avant une opération; la diosgénine de l'igname sauvage du Mexique est la base de nombreux mélanges de stéroïdes.

Tous ces médicaments ont été produits en isolant une part de la substance naturelle et en la reproduisant de manière synthétique. L'industrie pharmaceutique soutient que ces copies chimiques sont plus homogènes et peuvent donc être administrées en doses plus précises, contrairement aux plantes qui peuvent varier d'une saison à l'autre. Mais les herboristes disent que les médicaments de synthèse contiennent seulement l'ingrédient actif, laissant de côté beaucoup d'autres substances qui constituent la plante en entier.

Ce mélange de la « plante entière » peut soulager de nombreux symptômes qui apparaissent simultanément, et non seulement les plus apparents, et peut aussi contrecarrer tout mauvais effet secondaire découlant de l'ingrédient actif. Par exemple, les herboristes utilisent l'éphèdre pour traiter l'asthme. Son ingrédient actif, l'éphédrine, provoque une hausse de la pression sanguine, mais les autres composants de la plante (pris sous leur forme naturelle, mais exclus des médicaments synthétiques) viennent contrer les effets secondaires en maintenant une pression sanguine normale.

La reine-des-prés, une plante équivalant à l'aspirine, illustre aussi ce fait. Comme l'aspirine, elle contient de l'acide salicylique qui cause des ulcères d'estomac si on la prend seule ou trop fréquemment. Mais comme la reine-des-prés contient également des tanins et du mucilage – qui protègent et guérissent naturellement les parois de l'estomac –, l'effet de l'acide se trouve équilibré.

Les plantes médicinales laissent souvent les médecins sceptiques, parce que ceux-ci les connaissent très peu (sauf pour celles déjà testées dans les « standards du 20e siècle ») et parce qu'aucun remède ne convient à tous les individus présentant une maladie particulière. Et pendant que les recherches se poursuivent de diverses manières en Extrême-Orient, particulièrement en Chine, les résultats sont peu souvent pris au sérieux par les tenants de la médecine traditionnelle occidentale. Quoi qu'il en soit, il ne fait pas de doute que beaucoup de gens bénéficient grandement de la médecine à base de plantes.

Les herboristes considèrent habituellement le psoriasis comme une maladie auto-immune, c'est-à-dire que pour une raison ou une autre, le corps a vu ses mécanismes de défense se retourner contre ses propres tissus. Les remèdes les plus souvent utilisés cherchent à réduire les toxines là où elles se sont accumulées dans le corps, et s'intéressent particulièrement à la santé du foie. Les praticiens considèrent les symptômes comme la manière qu'utilise le corps pour tenter de rétablir l'équilibre interne. Aussi, bien qu'ils puissent vous donner une lotion pour soulager les symptômes, ils pourraient également vous prescrire des remèdes qui s'attaquent à la cause du problème (par exemple, une surcharge du foie) et stimulent les pouvoirs du corps à s'auto-guérir. Et habituellement, ils vous donneront des conseils sur votre alimentation et sur les exercices pour améliorer votre santé en général.

Les remèdes à base de plantes existent sous plusieurs formes. Ils peuvent être mangés tels quels (crus ou cuits); ils peuvent se présenter sous forme de thés ou d'infusions; vous pouvez les ajouter à l'eau de votre bain; ou les inhaler. Ils sont offerts sous forme de comprimés, de crèmes, d'onguents, de cataplasmes, ou en liquides très concentrés appelés teintures ou décoctions. Certains sont à action rapide, d'autres sont des traitements doux qui prennent quelque temps avant d'agir.

Vous pouvez faire pousser vos propres plantes, les acheter vivantes ou séchées, ou consulter un herboriste d'expérience. Il existe de nombreux livres très utiles sur la manière de préparer et de vous servir des plantes médicinales, mais n'oubliez pas qu'elles peuvent être aussi puissantes et toxiques que les drogues. Traitez-les avec respect, ne dépassez pas la dose prescrite, et ne vous en servez jamais durant la grossesse sans l'avis d'un médecin.

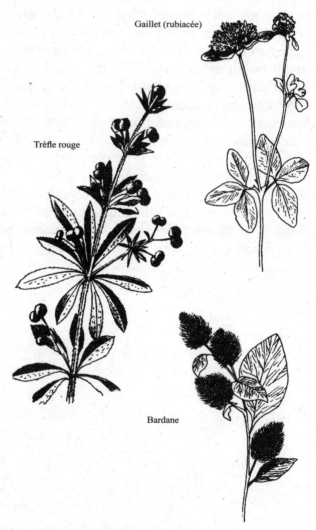

Gaillet (rubiacée)

Trèfle rouge

Bardane

Figure 7 Plantes pour le psoriasis

Plantes qui peuvent aider le psoriasis

Trèfle rouge et salsepareille. Plantes clés pour le psoriasis et l'eczéma, on les utilise pour désintoxiquer le système, pour purifier le sang et aider le bon usage des éléments nutritifs des aliments. La salsepareille est également utilisée pourcontrôler l'arthrite chronique.

Bardane. L'une des meilleures plantes médicinales pour la peau sèche et squameuse. Préparez un thé en faisant frémir une pleine cuiller à thé de racine de bardane dans 250 ml (8 oz) d'eau pendant 15 minutes. On peut aussi la mélanger avec de la racine de patience jaune, du trèfle rouge et de la salsepareille, que l'on boira trois fois par jour trois mois durant.

Sureau. Une infusion chaude de fleurs de sureau stimule la circulation, cause la transpiration et purifie le système de ses toxines. Les onguents contenant la racine et l'écorce du sureau soulagent les plaques.

Patience. Un tonique à haute teneur en fer pour le foie, et une aide pour une digestion lente (deux causes possibles du psoriasis). La patience est aussi bonne pour désintoxiquer et stimuler les fluides du sang et de la lymphe. Prendre en teinture ou en thé, ou utiliser comme lotion pour contrer l'inflammation.

Cresson de fontaine. Un épurateur du sang qui active la digestion, améliore l'absorption des aliments et accroît la circulation. Il stimule le foie et aide la désintoxication du système tout en redonnant de l'entrain au système immunitaire. Également bon comme tonique contre le stress, à cause du grand nombre de vitamines, de minéraux et d'oligoéléments qu'il contient.

Gaillet. En lotion, un traitement du psoriasis, de l'eczéma et d'autres maladies de la peau. Pris sous forme de thé, il purifie le système lymphatique et réduit l'enflure glandulaire.

Le mélange celtique

Au cœur de la république verte d'Irlande, une clinique fait la promotion d'une thérapie pour le psoriasis qui a été transmise et utilisée avec succès par quatre générations de la famille Walsh, des herboristes traditionnels irlandais.

Le mélange celtique de la clinique Cherryfields consiste en près de 30 plantes traditionnelles irlandaises utilisées dans une thérapie en trois étapes. Les patients appliquent d'abord, six fois par jour pendant quatre mois, une crème contenant 10 plantes recueillies dans plusieurs endroits différents de l'île. Cela vise à réduire les squames et à rendre la peau aussi normale que possible. Bien qu'ennuyeuse, la crème n'est pas désagréable à utiliser.

Parallèlement à cela, la patient prend un médicament à base de six plantes, qui désintoxique en s'attaquant à la cause du problème, que les Walsh attribuent à un déséquilibre hormonal. Vient ensuite une médication à teinture d'hormones faite à partir de 14 plantes. On la prend pendant neuf mois pour lui permettre de rééquilibrer le système hormonal et pour remettre le corps dans une position où il pourra à nouveau se soigner.

En outre, on conseille aux patients d'éviter les aliments acides, l'alcool et la cigarette.

Après avoir observé ce traitement au cours des dix dernières années, le thérapeute John Woulfe croit que plus de 50 % des patients qui l'ont suivi rigoureusement ont guéri leur peau, sans recrudescence de la maladie, en l'espace d'un an. Un autre groupe qui n'avait pas réussi à se conformer au traitement avec autant de rigueur a également enregistré de bons résultats.

Le traitement est assez coûteux, environ 450 dollars canadiens (1800 francs français) par mois au début et 225 dollars canadiens (900 francs français) par mois au stade de la teinture, mais la réputation de la clinique Cherryfields est si bonne que les gens y viennent de toute l'Europe autant que de l'Amérique du Nord.

La médecine chinoise par les plantes

La médecine chinoise par les plantes, comme l'acupuncture, fait partie du système de médecine traditionnel chinois, et se base sur le principe de l'équilibre énergétique du corps, ou *chi*. Contrairement aux praticiens occidentaux qui habituellement n'utilisent que les plantes et les herbes, les herboristes chinois puisent également dans une collection parfois déroutante mais souvent efficace de plantes, de champignons, de bois et, dans certains cas, de parties d'animaux.

Des recherches récentes ont démontré que cette forme de médecine est efficace dans le traitement de certains types d'eczéma, et on fait présentement des essais pour vérifier leurs effets bénéfiques sur d'autres maladies, incluant le psoriasis, l'asthme, la migraine et le syndrome de l'intestin irritable.

Toutefois, certaines de ces plantes sont très toxiques et sont capables de causer de sérieux dommages au système digestif si on les utilise de façon inappropriée ou sans précaution. En Grande-Bretagne, plus de 70 femmes qui ont suivi une cure d'amaigrissement (ce dont on n'entend jamais parler dans la médecine chinoise) à base d'herbes chinoises souffrent maintenant de graves problèmes de reins. D'un autre côté, des patients qui se sont traités eux-mêmes n'ont pas vraiment réalisé le potentiel de leur « potion » à base de plantes et ont eu des problèmes de foie. Bien sûr, il peut arriver que des effets secondaires se produisent par suite d'une mauvaise utilisation de n'importe quel médicament, mais le risque est moins grand si vous consultez un praticien qualifié.

La réflexologie

Les réflexologues croient que toutes les parties du corps sont liées à des points ou à des zones du pied de la même manière que les lignes d'énergie utilisées en acupuncture et en acupression. Ils croient également que la maladie est causée par des blocages et des déséquilibres dans ces lignes. En massant le bon point sur le pied, les réflexologues peuvent dégager les canaux et faire que les pouvoirs guérisseurs naturels du corps se remettent à fonctionner. Cette pratique date de l'Égypte ancienne (peut-être même avant) et est censée prodiguer à la fois guérison et relaxation.

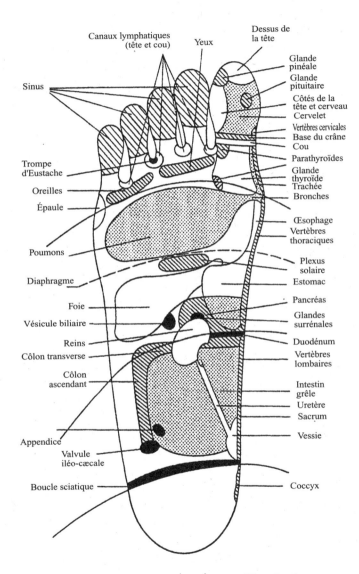

Figure 8 Les zones du pied droit en réflexologie

Les points centraux du psoriasis sont ceux qui affectent le foie, les reins et les poumons, mais un massage des points qui affectent le plexus solaire et le diaphragme (particulièrement associé au stress) peut aussi s'avérer bénéfique. On dit que le vacuflex, une version moderne de la réflexologie qui se sert de bottes de feutre et de tampons de silicone pour appliquer une pression contrôlée, est particulièrement efficace pour le psoriasis.

CHAPITRE 10

Comment trouver et choisir un praticien

Trucs et conseils pour trouver une aide fiable

Ces dernières années, les médecines naturelles ont connu une réelle explosion de popularité dans la plupart des pays occidentaux, mais encore aujourd'hui, il n'est pas toujours facile de trouver le bon thérapeute. Une fois que vous avez choisi le genre de thérapie que vous désirez essayer, il n'y a pas vraiment de système (comme en médecine traditionnelle) pour vous adresser à un thérapeute. Cela signifie que vous devez prendre sur vous une plus grande part de responsabilité, d'abord pour trouver un thérapeute convenable, et ensuite, pour vérifier qu'il a de l'expérience et qu'il fait bien son travail.

Trouver le bon praticien, peu importe la discipline, est souvent une question de bouche à oreille. Une recommandation personnelle d'un ami ou d'une connaissance peut constituer un bon début, et c'est encore mieux si cette personne vous affirme avoir eu de bons résultats pour un problème semblable au vôtre. Si vous faites partie d'un groupe de soutien, vous êtes à peu près sûr de trouver d'autres membres qui ont essayé l'une ou l'autre des techniques naturelles.

Mais attention tout de même: le fait qu'une thérapie donnée ait guéri les lésions de votre ami ne vous garantit pas que cela aura le même effet sur les vôtres. Comme vous l'enseigne ce livre, l'individualisme est important dans les médecines naturelles et un échec ne veut pas nécessairement dire que la thérapie ou le thérapeute ne sont pas bons.

Si vous ne connaissez personne qui puisse vous parler de son expérience personnelle, demandez aux gens de votre entourage: amis, voisins, collègues de travail. Si vous êtes bredouille, tentez votre chance auprès de votre médecin de famille. Ce ne sont pas tous les médecins – et leur personnel – qui vous aideront dans ce genre de recherche, et si on ne vous sert que des mises en garde véhémentes, ignorez-les. Mais il y a de plus en plus de médecins traditionnels qui sont très ouverts à ce genre de demande. Plusieurs d'entre eux peuvent s'intéresser à un domaine particulier des médecines naturelles; il est aussi possible qu'ils soient eux-mêmes des thérapeutes d'expérience. En Grande-Bretagne, par exemple, près de 40 % des médecins ont suivi une formation en traitements non conventionnels comme l'homéopathie et l'acupuncture, et on trouve aujourd'hui certaines cliniques qui comptent parmi leur personnel des thérapeutes naturels. (Dans quelques pays, certaines consultations sont défrayées par le service de santé publique.)

Même dans les cliniques où on n'est pas familier avec les médecines parallèles, on peut être au courant des thérapies naturelles offertes dans la région – ne serait-ce que parce que des patients y auront parlé des bienfaits de certains traitements naturels –, et on peut accepter de vous donner les noms des plus reconnues, même si on n'est pas en mesure d'en recommander une en particulier. Les plus grandes villes possèdent souvent un centre de santé naturelle qui compte des praticiens de diverses disciplines. Comme il arrive que les thérapeutes se connaissent mutuellement, au centre, on devrait pouvoir vous indiquer à quelle porte frapper, si la thérapie que vous recherchez n'y est pas offerte.

Les bibliothèques et boutiques de santé naturelle sont d'autres sources d'aide possible: les noms des thérapeutes d'expérience sont habituellement bien connus. Encore une fois, si on vous recommande un autre genre de traitement, prenez la peine de demander au praticien s'il connaît un thérapeute qui pratique l'approche qui vous intéresse.

Dans les organisations nationales qui représentent des disciplines particulières de médecine naturelle, ou les organisations qui chapeautent toute une gamme de thérapies, on pourrait être en mesure de vous fournir une liste des praticiens inscrits et homologués, tout comme une information générale sur la discipline. À la société ou l'association nationale ou régionale de psoriasis, on peut également être capable de vous renseigner.

Choisir un thérapeute

Si vous avez de la chance, vous trouverez, grâce à une recommandation personnelle, un thérapeute avec lequel vous vous sentez à l'aise. Mais si cela n'est pas le cas et que vous deviez pousser vos recherches plus avant, il y a certaines choses que vous devez garder à l'esprit lorsque vous examinerez toutes les possibilités.

Alors que la plupart des thérapeutes sont des gens qui ont reçu une bonne formation, qui sont compréhensifs et compétents, dans certains pays, ce n'est pas difficile, même pour ceux qui ne sont pas vraiment fiables, de pratiquer leur métier. Cela est particulièrement vrai en Grande-Bretagne, où il n'y a à peu près pas de restrictions quant à qui peut pratiquer quoi dans le domaine des thérapies naturelles. Pour parer à cette situation, un rapport sur les médecines naturelles, publié en 1993 par la British Medical Association, recommandait que toute personne ayant l'intention de consulter un thérapeute non conventionnel pose d'abord les questions suivantes:

- Quelle formation le thérapeute a-t-il suivie et quel diplôme a-t-il reçu?
- Depuis combien de temps exerce-t-il sa profession?
- Appartient-il à un corps professionnel reconnu et régi par un code d'éthique?
- Est-il protégé par une assurance d'indemnité professionnelle?

N'ayez pas peur de poser ce genre de questions lorsque vous prendrez rendez-vous. Quiconque mérite d'être consulté s'attendra à vos questions et vous devriez éviter celui qui vous donnera des réponses évasives ou dont l'attitude de méfiance vous semblera louche. Vous serez bien avisé d'être circonspect devant quelqu'un – incluant les médecins traditionnels – qui n'aura suivi en tout et pour tout qu'une fin de semaine de cours sur la thérapie offerte.

Se renseigner sur les organisations professionnelles

Si un thérapeute appartient à une organisation professionnelle, vous seriez bien avisé de trouver plus d'information au sujet de l'organisation elle-même. Certains groupes gardent un œil vigilant sur leurs membres, alors que d'autres sont seulement intéressés à recueillir les cotisations annuelles et à se fabriquer une crédibilité. Voici quelques questions à poser:

- Quand l'organisation a-t-elle été créée? Si elle est nouvelle, ne la rejetez pas du revers de la main, demandez plutôt pourquoi elle a été créée.
- Combien compte-t-elle de membres?
- Compte-t-elle des membres partout au pays? Les organisations qui existent depuis 50 ans et qui ont un nombre imposant de membres peuvent être mieux administrées et offrir un meilleur soutien que d'autres qui ont débuté la semaine dernière dans une cuisine. D'un autre côté, un nouveau groupe peut s'avérer plus innovateur, connaître toutes les dernières recherches et faire preuve de plus d'enthousiasme.
- Ce groupe fait-il partie d'un réseau ou d'une organisation professionnelle de plus grande importance? Les corps représentant les principales thérapies sont souvent chapeautés par une organisation qui fait la promotion des objectifs et standards de la médecine naturelle en général. Les groupes qui font « leur propre affaire » pourraient être moins disposés à se conformer aux standards éthiques et professionnels reconnus.
- L'organisation accepte-t-elle seulement les membres dont les qualifications sont reconnues? Si c'est le cas, quelles sont ces qualifications (voir plus bas pour les questions à poser)? Les grands corps professionnels peuvent être affiliés à des collèges qui forment les thérapeutes ou qui établissent les standards servant à superviser la

formation. Cependant, faites attention aux organisations dont les administrateurs sont étroitement liés à une école ou un collège en particulier: leur appréciation des qualifications pourrait bien ne pas être totalement indépendante de leur appartenance.

- L'organisation a-t-elle un code d'éthique, des standards à respecter, un mécanisme d'analyse des plaintes et des procédures disciplinaires pour les membres qui ne respectent pas les standards de qualité?

- S'agit-il d'un organisme de charité, d'une maison d'enseignement, ou d'une entreprise privée? Les organismes caritatifs doivent faire la promotion des thérapies et servir les intérêts du public tout en étant à but non lucratif. Les compagnies privées sont en général plus intéressées à faire des profits financiers.

- Les membres sont-ils protégés par une couverture d'assurance professionnelle contre les accidents et les erreurs médicales? C'est une garantie importante qui peut être le gage d'un engagement professionnel envers le bien-être général des patients.

Se renseigner sur la formation et les qualifications

Ensuite, vous voudrez sans doute obtenir de plus amples renseignements sur les qualifications de certains thérapeutes. Les lettres qui suivent leur nom signifient-elles seulement qu'ils appartiennent à une organisation, ou indiquent-elles des études poussées? Les renseignements que vous fournira l'organisation dont ils font partie peuvent vous éclairer là-dessus et vous expliquer de quelles qualifications il s'agit. Ou encore, le thérapeute peut offrir à ses patients un dépliant d'information détaillée. Si rien de cela n'est disponible, voici les questions à poser:

- Combien de temps dure la formation en question?
- Cette formation a-t-elle été suivie à temps plein ou autrement? Si c'était à temps partiel, est-ce que le nombre d'heures de formation équivaut à un cours à temps plein, ou était-ce plutôt un cours intensif?
- La formation incluait-elle de rencontrer des patients avec la supervision d'un professionnel? Des qualifications qui sont purement théoriques ne vous disent pas grand-chose sur la capacité de quelqu'un à traiter les gens, et laisse à penser que le thérapeute n'a peut-être pas reçu une formation très poussée.
- La qualification est-elle reconnue? Si oui, par qui? Ce qu'il vous faut absolument établir, c'est si la formation est reconnue par une autorité indépendante, et non seulement par l'école ou le collège qui offre les cours en question.

Faire votre choix

Une fois que vous savez tout ce qu'il est possible de savoir au sujet des antécédents d'un thérapeute, le choix final sera vraiment une question d'intuition et d'essais. Le luxe d'un bureau ou d'une clinique peut laisser présager qu'un thérapeute est populaire et qu'il réussit bien financièrement, mais cela ne vous dit pas nécessairement s'il est bon. Mais si l'environnement ne vous semble pas adéquat, ou si vous ne vous sentez pas à l'aise en présence du thérapeute ou de son personnel, alors fiez-vous à vos impressions. N'hésitez pas à annuler un rendez-vous, ou même à partir, si vous ne vous sentez pas bien avec la personne, l'endroit ou le traitement.

Précautions

Si vous devez vous dévêtir pour la thérapie, n'hésitez pas à exiger qu'une personne de confiance assiste à la séance, si cela peut vous mettre plus à l'aise. Si le thérapeute refuse que quelqu'un d'autre assiste à la séance, allez-vous-en. Il va sans dire que toute avance à caractère sexuel venant d'un thérapeute va à l'encontre de l'éthique professionnelle, alors si quoi que ce soit vous dérange en cette matière, partez immédiatement. Si un thérapeute veut toucher vos seins ou vos organes génitaux, il doit d'abord vous en demander la permission.

Ne cessez pas soudainement un traitement médicamenteux conventionnel sans en avoir d'abord discuté avec votre médecin de famille. Méfiez-vous si on ne vous demande pas quels médicaments vous prenez, et soyez particulièrement prudent avec un thérapeute qui vous dit d'arrêter de prendre toute médication prescrite par votre médecin. Les thérapeutes responsables et les médecins de famille devraient se montrer intéressés à discuter ensemble de votre cas et de votre médication.

Interrogez-vous si l'on vous demande de payer un traitement à l'avance. Il est évident qu'une clinique très occupée vous demandera de planifier des séances à l'avance; et un thérapeute peut vous suggérer le nombre de séances nécessaires, mais vous devriez être en mesure d'annuler tout rendez-vous qui n'apparaît pas nécessaire, sans pénalité, moyennant un avis raisonnable (normalement 24 heures).

À l'occasion seulement, un thérapeute pourrait vous demander un paiement anticipé pour certains tests ou médicaments spéciaux, mais vérifiez bien à quoi est relié ce paiement et exigez un reçu détaillé.

Méfiez-vous de quiconque prétend qu'un traitement est « garanti ». Cela n'existe pas.

Que faire si les choses tournent mal

La raison la plus courante pour laquelle les gens ne sont pas satisfaits d'un thérapeute, c'est que le traitement prodigué ne leur aura fait aucun bien. Si cela vous arrive, demandez-vous d'abord si vous avez vraiment tout fait pour que ça fonctionne. Votre attitude de départ était-elle positive? Avez-vous suivi toutes les recommandations? Avez-vous suivi le traitement assez longtemps? De nombreuses thérapies naturelles demandent du temps pour agir, et certaines peuvent même empirer votre état avant de l'améliorer.

Ensuite, avez-vous l'impression que votre thérapeute essayait vraiment de vous aider? Aucune thérapie – conventionnelle ou non – n'offre une garantie de réussite. Souvenez-vous également que le psoriasis est une maladie individuelle complexe et que les thérapies fonctionnent à un niveau personnel: celle qui a fonctionné pour votre ami peut ne pas donner de résultat dans votre cas personnel.

Toutefois, si vous sentez que le thérapeute est incompétent, qu'il vous a causé du tort, a pris des risques ou a agi de manière non professionnelle ou contre l'éthique (que le traitement ait réussi ou non), vous devez faire quelque chose à ce sujet, ne serait-ce que pour protéger de futurs patients.

Parlez de vos inquiétudes à votre thérapeute si vous vous en sentez capable. Il se peut qu'il ne soit pas conscient du problème et qu'il ne demande pas mieux que de s'adapter si on lui en fait la remarque. Si le thérapeute travaille dans un centre ou une clinique, peut-être préférerez-vous en aviser la direction, dont le devoir est de traiter les plaintes avec sérieux et discrétion.

Si cela ne résout pas le problème, signalez le thérapeute à un corps professionnel compétent. C'est pourquoi il est important de choisir un praticien qui est membre d'un corps avec un code de conduite (quoique, en Grande-Bretagne pour le moins, la plupart de ces corps professionnels ont très peu de pouvoir de réglementation et ne peuvent pas empêcher quelqu'un de pratiquer, ils peuvent toujours expulser un thérapeute de leur organisation).

Exprimez vos inquiétudes à celui qui vous a recommandé le thérapeute, et à qui que ce soit d'autre qui pourrait être concerné. En fin de compte, une mauvaise publicité peut s'avérer la plus efficace des sanctions. Mais faites attention ici: pensez bien à la nature de votre plainte et essayez toutes les autres approches d'abord. Si vous faites des allégations mal fondées, on pourrait fort bien vous intenter un procès en diffamation.

Si vous croyez avoir droit à une compensation et que vous désirez poursuivre un thérapeute, vous aurez besoin des conseils d'un avocat ou d'une association de protection des consommateurs ou des citoyens. Mais attendez-vous à ce que cela vous coûte cher. S'il s'agit en plus d'un acte criminel, allez d'abord à la police.

Conclusion

Malgré quelques rares histoires à faire dresser les cheveux sur la tête, la plupart des thérapeutes naturels sont des professionnels compréhensifs de bonne réputation qui ont investi beaucoup de temps et d'argent dans leur formation et qui mettent beaucoup d'énergie dans l'exercice de leur profession. Beaucoup d'entre eux ont à leur compte autant d'années de formation que les médecins traditionnels et sont tout aussi dévoués, quoique souvent pas aussi bien rémunérés.

Il vous incombe, en tant que patient, de choisir consciencieusement votre thérapie et de vous informer autant que possible avant d'entreprendre un traitement. Ce qui n'est pas mauvais. Le fait de prendre la responsabilité de votre propre santé, de rechercher le bon thérapeute et d'être activement engagé dans le traitement peut constituer une part importante du processus de guérison. Dans les cas de psoriasis, il n'y a pas une bonne réponse catégorique qui serait la même pour tous. Le fait d'essayer les thérapies naturelles multiplie vos options et augmente les possibilités de réussite.

Index

Bon de commande

Qté	Titre	Prix (taxe incluse)		Total
		Canada	Europe	
	Vaincre les allergies	13,60 $	9,95 €	
	Vaincre l'arthrite et le rhumatisme	13,60 $	9,95 €	
	Vaincre la migraine	13,60 $	9,95 €	
	Vaincre l'intestin irritable	13,60 $	9,95 €	
	Vaincre le diabète	13,60 $	9,95 €	
	Vaincre la fatigue chronique	13,60 $	9,95 €	
	Vaincre l'infection urinaire	13,60 $	9,95 €	
	Vaincre l'asthme	13,60 $	9,95 €	
	Vaincre le psoriasis	13,60 $	9,95 €	
	Vaincre la candidose	13,60 $	9,95 €	
	Vaincre l'eczéma	13,60 $	9,95 €	
	Vaincre le mal de dos	13,60 $	9,95 €	
	Frais de livraison	3,50 $	5 €	
			Grand total	

Modalités de paiement et de livraison au verso

BON DE COMMANDE

S.V.P. Envoyez-moi le(s) livre(s) mentionné(s) à la page précédente.

Je joins _____ **$ ou** _____ **€**

Faites parvenir votre chèque ou mandat-poste à :

Les Publications Modus Vivendi inc.
55, rue Jean-Talon Ouest, 2e étage
Montréal (Québec) H2R 2W8
Canada

Nom _____

Adresse _____ App. _____

Ville _____ Pays _____ Code postal _____

No. de téléphone _____

☐ Visa   ☐ Mastercard   ☐ Amex   Date d'expiration : ⬚⬚⬚

No de la carte ⬚⬚⬚⬚⬚⬚⬚⬚⬚⬚⬚⬚⬚⬚⬚⬚

Signature _____

Nom (lettres carrées) _____

Vous pouvez également commander :
             par téléphone :   (514) 272-0433
           par télécopieur :   (514) 272-7234
              par Internet :   www.modusaventure.com